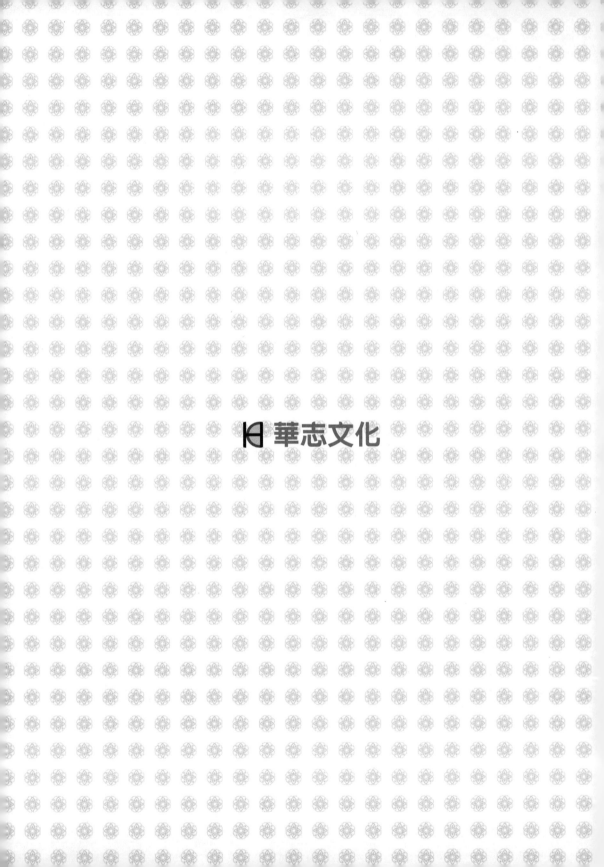

華志文化

# 養脾護胃

## 嚴選治療

### 中醫圖解，快速養護氣血之源

# 前 言

## 脾胃乃後天之本與氣血生化之源

有一些人常常因為自己年輕，憑著自己連感冒藥都沒有吃過的經驗，憑著自己有病忍一忍就過去了的「戰績」，從來沒有把身體健康放在心上，半夜三更早該休息還在吃東西，見到朋友、客戶，酒比拚著能喝多少就喝多少……直到某一天，一次例行的體檢後被告知患有糖尿病、胃炎、胃潰瘍、胃癌等疾病，家人、朋友均一片愕然。怎麼辦？即使有專門的家庭醫師也不可能天天盯著你，更何況健康不能也不可能全部託付給醫生。

客觀來說，身體的各部分都要照顧到，但完全的健康幾乎不可能，在不可能全面顧及的情況下，養生就必須要講重點。那麼，訣竅在哪裡呢？訣竅就是養脾胃！如果把生命看成一棵樹，那麼，這棵樹無論生長在哪裡，它對生長的需求都是一樣的，即陽光、空氣和水，而除卻生命所共同需要的陽光之外，氣血則猶如身體內在的空氣和水，構成了人體健康的能量和物質基礎，而脾胃則是「氣血生化之源」，不言而喻，生命賴以持續的根本在脾胃。

毋容置疑，現在人們的生活已經相對富足許多，溫飽問題早已經解決了，表面上看，似乎是沒有太多必要去特別宣導「養好脾胃」，但一個普遍現象卻是有很多人仍然處於富足生活下的「饑餓狀態」，危害健康的各種因素正在身體內發出訊號，因為那些拉你健康「後腿」的小病也在「成長」。聽起來有點矛盾，這裡不妨一起來做個回憶性的歸結：

你吃早餐嗎？其實錢包裡並不缺錢，但因為趕時間，空著肚子就去趕車上班了。

你是網路成癮者嗎？往電腦前一坐，不吃不喝就能沉溺其中十幾個小時。看看周圍的人，想想自己，你「吃飽」了嗎？

你運動了嗎？你有良好的運動習慣嗎？

為了身體的健康，你恰到好處地調節自己的情緒嗎？

你追求美麗嗎？是否為了追求骨感美，對健康本來需要的美食望而卻步？

如果心裡已經有那麼點擔心了，那麼，打開這本書，從體質、飲食、運動、日常細節、情緒調養等各個方面一一進行對照，抽出些時間，謹遵我們為你開出的脾胃方，健康就能慢慢「回籠」。

# 目 錄

## 第一章　病從脾胃生，養生的根本在於健脾益胃

## 第二章　偏頗體質，調理好脾胃讓你活百歲

目
錄

## 第三章　飲食養脾胃，脾胃健運的首選

目
錄

# 第四章　經絡為奇藥，手到病能除

## 第五章　以動為綱，舉手投足間善養脾胃

養脾護胃嚴選治療：中醫圖解，快速養護氣血之源

第七章　調治有方，少一分盲從多一分從容

目
錄

# 第一章

# 病從脾胃生，養生的根本在於健脾益胃

．．．．．．．．．．．．．．．．．．．．．．．．．．．．．．．

　　關於養生，脾胃裡到底含有怎樣的養生祕密？關於脾胃，典籍裡又有什麼樣的防病治病的方略？臟器內藏於胸，脾胃如何成為了強身的首選，又是如何成為一部分患者走出病痛的「出路」？娓娓道來之中，不僅有養生防病的智慧，更有中醫文化的妙趣與頓悟。

# 第一節
# 關愛生命，從敬重脾胃著手

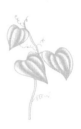

要說人體的器官哪個更重要，很多人不加思考就會共同的想到心臟、肺臟，要說有什麼區別的話，受中醫養生文化薰陶的男性更多會想到腎臟，而女性則會想到那些可能導致她們很多婦科病的肝臟，但幾乎很少有人想到脾胃。事實上，一個人生不生病，最主要都取決於脾胃。在中醫看來，脾胃之氣旺盛則人體萬物可生，而脾胃之氣虛弱則百病滋生。

## 古木參天靠樹根，生命常青靠養好脾胃

在古代，軍隊打仗一貫是「兵馬未動，糧草先行」。一旦「糧草」出了問題，整個軍隊就會出現一連串的不良反應，甚至會導致全軍覆沒，可見「糧草」對於軍隊的重要性。我們的後天之本——脾胃，其功能就如同軍隊的「糧庫」，脾胃一旦失常，我們的生命就會失靈，隨後也會引起一連串的不良反應。

這裡首先要闡明的一點是，中醫脾胃不能簡單地與現代醫學所指的脾胃畫等號。中醫脾胃包括了現代醫學所指的消化、血液、免疫、泌尿、神經等系統所屬的部分器官。中醫認為，脾胃的第一個功能是運化食物。飲食進到口中，由胃脘入於胃中，其滋味滲入五臟，然後食物進入到小腸開始出現分化，到了小腸下端的時候，就分為了清濁，清濁一分就開始「分道揚鑣」，濁的就是渣滓往大腸走，而清的就是津液往膀胱走。而到了膀胱又開始進一步分清濁，濁者入於溺中；清者去了哪裡呢？清的往膽裡走，然後膽又將其引入脾，脾透過自身的運化功能散於五臟，為

涎，為唾，為涕，為淚，為汗，就是通常說的「五汗」。這些同歸於脾之後，脾再行其生化之功將其化為血，然後血又歸於臟腑。

換句話說，那就是人們的美食在進入胃後，更多地是依靠脾胃來做進一步處理。脾胃一旦虛弱，從外邊來的食物消化不了，最嚴重的就是運化不走，再就是運到了，但又不能生化為「五汗」，或者不能很好地生化為氣血，人體抵抗各種病邪的能力就下降了，就會生病。**故脾胃被合稱為後天之本和氣血生化之源。**

脾胃的第二個功能是升降。脾主升清，是指脾的運動是以升為特徵。脾將氣血精微等營養物質向上輸送給心、肺，透過「心主血脈」和「肺朝百脈」的生理功能，將氣血輸送到各個角落。胃主通降，就是指胃腸將消化後的食糜傳輸給小腸，包括經小腸的泌別清濁後，將糟粕傳給大腸的功能。如果脾不好好往上運送氣血精微，反而往下流失了，就會出現氣血不足、身體虛弱的現象。如果胃氣不下降，則食物傳輸消化出現障礙，就會使胃氣滯留在胃中，出現噁心、嘔吐、噯氣、口臭等胃氣上逆的現象，或者出現胃脘脹痛、便祕等現象。

**從這裡很明顯地能看出一個道理，人體生長發育、維持生命的一切營養物質都要靠脾胃供給。**故《養老奉親書》有「脾胃者，五臟之宗也」、「脾胃虛則百病生」，「人唯飲食不節，勞倦過甚，則脾氣受傷矣。脾胃一傷，則飲食不化，口不知味，四肢困倦；心腹痞滿，為吐泄，為腸欬」之說。

## 擁有「好面子」，調理脾胃一馬當先

大家經常聽「氣色」一詞，講的就是內有氣外才有色。同樣的年齡，為什麼有的女性容顏嬌美、面色潤澤，有的女性則總是面有菜色、黯淡無光？這與體內氣血是否充足有很大關係。氣血是滋養皮膚、使面容保持年輕的物質基礎，氣使皮膚瑩潤光滑，

血使皮膚顏色紅潤。**氣血功能正常發揮需要兩個基本條件：一是充盈，不能虛；二是暢通，不能滯。**血屬陰，氣屬陽，血的寧靜與氣的運行之間形成了一個陰陽的協調平衡，這樣就確保了血氣的正常運行。而要想保持氣血的充盈、暢通，調理脾胃是基本前提。

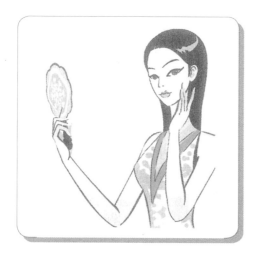

容顏的好壞與臟腑氣血的盛衰有關，氣血是滋養皮膚使面容保持年輕的本質，氣使皮膚瑩潤光滑，血使皮膚顏色紅潤。氣血充盈則皮膚健美潤澤，氣血兩虧則面容衰老虛損。

在中醫看來，脾與胃相表裡，是人體氣血生化的泉源。一直以來，人們對脾胃只停留在其為臟腑之器的認識上，而很少就其文字進行一種關於養生的解讀，其實，除了文字本身的涵義，字的構成還有著相當形象的文化涵義。先來看「脾」字，「脾」字是左右結構，拿今天的話說，左邊是個「月」旁，右邊是一個「卑」字，這個「卑」是椑（ㄆㄧˊ）的古字，本義是圓搕，是一種酒器。酒，是什麼？大家知道，那是穀物釀造而出的精華。類比來說，來了貴客人們總是會拿出最好的東西來招待，這樣才能盡其心意，示其善待之禮。再來看看「胃」字，與「脾」字相仿，胃是人和脊椎動物身體裡主管消化食物的器官。屬於消化系統的一部分。但從這個字的本源來看，這個字屬於象形字，從其金文字形來看，上部為口袋形的消化器官，外部圓圈表示胃囊，其中像「米」字的部分表示胃中的食物；下部「肉」隸變為

「月」，所以「胃」是一個象形字。《素問》說：「胃者，倉廩之官。」

　　中醫認為，飲食水穀經過胃的消化後，將營養物質傳輸給脾，脾臟將營養物質化生為氣血，濡漑五臟六腑和周身內外，而使肌肉豐盈，四肢健壯，為後天之本。當脾胃氣血充足時，人體肌肉中的氣血通暢，故膚肉色白、豐潤而富有彈性，面部表情生動而富有活力。當脾胃氣血虧虛時，不僅全身肌肉痠軟乏力，精神倦怠，總想睡覺，活動一下就容易累，或者感覺說話時底氣不足，聲音小，甚至不想說話；還會出現怕冷，如冬天還必須身穿羽絨衣、棉褲，全副武裝才不感覺冷，吃些生冷涼食、身體受涼就會出現腹痛、腹瀉的等現象，面部則出現色澤偏黃或者暗黃，眼圈烏黑，膚質乾澀、晦暗，表情僵硬，年紀輕輕便出現「黃臉婆」的跡象。不過，如果及時改變，重建自己的健康生活，依然能和「黃臉婆」說再見。

**溫馨提醒**

　　人體上的氣海穴、足三里穴、三陰交穴、膈俞穴都是既能補氣又能養血的常用穴。氣海穴具有大補元氣的作用，膈俞穴是解決血液問題的重要穴位，兩穴相配，補益氣血的效果非常好。足三里穴和三陰交穴分別屬於胃經和脾經，是補益脾胃的要穴。用這幾個穴位補益氣血，採用艾灸的方法是不錯的選擇。我們可以用艾灸對每個穴位進行溫和灸10～20分鐘。只要我們能長期持續以此調養，就會使脾胃逐漸恢復健康，那我們的黃褐斑、痤瘡、黑眼圈等也就得到了緩解，容顏又可恢復到了紅潤亮澤、細嫩光滑的最理想狀態。

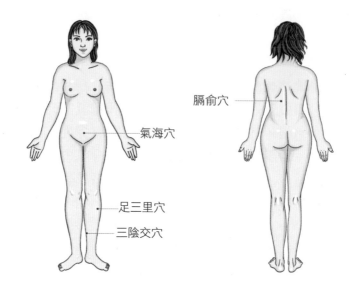

膈俞穴

氣海穴

足三里穴

三陰交穴

## 身體胖瘦不均，根源在於脾胃失和

　　祖先們早就定義了「美」的標準和涵義，即不胖不瘦、恰到好處，拿捏起來頗費心思。正如先秦的宋玉《登徒子好色賦》中說：「增之一分則太長，減之一分則太短；著粉則太白，施朱則太赤；眉如翠羽，肌如白雪；腰如束素，齒如含貝；嫣然一笑，惑陽城，迷下蔡。」但現實生活中，有的人是胖得離譜，而有的人卻是瘦得誇張，一點都不均衡。

　　計算自己的理想體重，並將實際體重與理想體重做比較，來確定自己是胖是瘦。

　　理想體重的計算公式：

　　女性：身高（公分）－105

　　男性（身高<165公分）：身高（公分）－105

　　男性（身高>165公分）：身高（公分）－110

　　如果實際體重在理想體重的±10%以內，可視為正常，超過

20%為肥胖，低於20%為消瘦。

　　要想解決過胖或過瘦的煩惱，首先應「審查」一下自己的腸胃是否健康。前面提及，脾胃的功能是主運化，化生氣血，滋養全身。如果脾胃出了問題，不能好好消化食物、化生氣血，吃進去的營養根本無法吸收，那人吃了等於白吃，身體各個臟器也就吃不飽飯，當然不能好好地運作，就會在體內堆積成無用的垃圾，變成濕氣。這時候，人體自然不能「坐視不管」，就會從整體與全局的角度出發，調動元氣去化濕，更多地消耗人的能量。在這種情況下，人體會越來越虛弱，面黃肌瘦，天天鬱悶沒有精神，這就是脾胃生理功能弱的展現。所以說，人體消瘦跟脾胃有關係。

　　同樣的道理，經常感覺餓，但光吃不長肉也是脾的問題，這種情況在中醫裡叫消穀善饑，是因為胃火熾盛所致。胃是主受納的，你本身胃火大，食物消化得快，食物進入胃裡就像是乾柴投入烈火中，一會兒就燒沒了。若此時脾氣再虧虛，則脾運化無力，不能把營養輸送於全身，而身體肌肉得不到營養，自然就瘦了。這也是胃熱熾盛型糖尿病的一個典型症狀。

　　那麼，吃得多還能較好地消化是不是就沒有問題呢？也有，最大的問題就是肥胖。李東垣在《脾胃論》中說：「胃中元氣盛，則能食而不傷，脾胃俱旺，則能食而肥。」意思是，胃中元氣旺盛，就會吃得多，而且吃多了也不會傷胃。久而久之，就會形成肥胖。這種肥胖是現代醫學裡說的單純性肥胖，很多青少年小胖子多是這種情況。肥胖對人體的危害就可想而知了，什麼高血壓、高血脂、糖尿病等諸多疾病都跟肥胖有關係，而且「肥胖是疾病的根源」已經是現代人的共識。

　　話說回來，瘦與胖是吃的問題，歸結到底還是脾的問題。當然，再進一步追「責任」的話，則跟一個人的飲食偏好和生活習慣等諸多因素有關。因此，要想徹底改變過胖或過瘦的狀態，需要從飲食習慣、日常細節多方面改變，方能奏效。

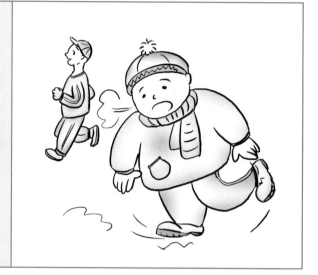

胃中元氣盛，則能食而不傷，脾胃俱旺，則能食而肥。

## 調理不孕症，從強化脾胃功能入手

要說治療不孕應調理腎，很多人都能想明白，但說治療不孕要調理脾胃，很多人卻是丈二金剛摸不著頭腦。

中醫認為，不孕的發生主要由於腎虛、肝鬱、痰濕、血瘀所致。一般在臨床治療的時候，人們多會採取補腎氣、益精血、養沖任、調月經的療治原則。但這些原則施行時都有一個前提，即祛除病邪。這些病邪就有中醫上常說的外感六淫、內傷七情、飲食失宜、勞逸失當、痰飲瘀血等，清除這些病邪的目的之一就是要補腎健脾、益氣養血，為什麼清除病邪的時候要強調調理脾胃功能呢？因為多數患者在不孕症的調理過程中早已經補虛多時，補虛之品多滋膩，長期服食則易造成脾胃功能的失調，患者會出現納少、食呆、舌苔厚膩等食積濕阻的病理特點。而藥物和食物要很好地吸收都必須依靠正常的脾胃功能，脾胃功能正常是吸收藥物的基礎。所以，對於不孕症的療治，同樣要對脾胃進行調理。

# 經常「燒心」，更要注重健脾養胃

走到街上，買個烤紅番薯吃，卻沒想到「燒心」了；天冷了，吃頓「麻辣火鍋」暖暖身子，也「燒心」了……提起「燒心」（即胃食道逆流），想必不少人都有過這樣的感受，感覺胸骨後心窩處有燒灼感，甚至感覺吃過的東西好像就要從胃裡翻湧出來一樣，不過人們大多並沒放在心上。但專家指出，「胃主受納，脾主運化」，「燒心」是脾胃不和的一種表現。什麼意思呢？就是說，我們每次吃到嘴裡的食物，不用說，首先必須經過牙齒的咀嚼，舌頭的攪拌，然後下嚥至胃，由胃受納。經過胃的腐熟，分解形成食糜，然後再透過「胃氣主降」的作用，將食糜運送至十二指腸、空腸，完成整個消化過程。**如果脾胃功能失職，食物不能完全消化，導致胃部酸性物質逆流回食道，就會產生燒灼的不舒服的感覺，即通常所說的「燒心」。**

引起燒心的原因有很多種，例如過多的食用麻辣、油膩的食物，有抽菸、喝酒等不良飲食習慣，都會引起燒心。對於大多數人來說，燒心症狀是由於進食過快或過多所致，還有一些人在進食某些特定的食物後會發生燒心現象。這是因為某些食物可以使您的食道下段括約肌鬆弛或胃酸分泌增多，進食了這樣的食物，就會引起燒心。對於多數人，尤其是年輕人，燒心的症狀雖然可以很嚴重，但是常常是偶發一次，很少反覆發作。但對於很多老年人來說，由於消化系統功能的減退，即使他們非常小心，燒心這種症狀也會常常伴隨著他們。天氣變冷、飯菜稍涼、進食不易消化的食物等，都能引起他們燒心的症狀。

那麼，在日常生活中，如何避免燒心呢？

## 避免燒心的三點措施

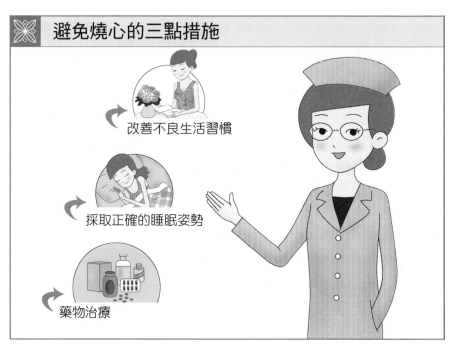

改善不良生活習慣

採取正確的睡眠姿勢

藥物治療

**❶改變不良生活習慣**

改變不良生活習慣是避免燒心的關鍵。如吃飯不要過快、過飽，吃後不要馬上躺下或彎腰，還要盡量少吃或不吃某些食物，如茶、咖啡、糖果、油炸食品、辣椒、烈酒或高脂肪食物等，即使這些食物不會引起燒心，但由於它們刺激性太強，也應少吃。平時要勞逸調和，避免久坐，多從事體能鍛鍊，保持積極、樂觀、平和的心境。

**❷採取正確的睡眠姿勢**

絕大多數情況下，燒心都是由於胃內容物向食道逆流導致的一種刺激性症狀。燒心時，如果我們採取不正確的姿勢休息，就會加重症狀，而有一種姿勢是可以緩解燒心症狀的，那是什麼樣的姿勢呢？**燒心患者休息時宜採取一種頭高腳低的體位，使上半身抬高10～15度，借助重力的作用，可以使返回到食道裡的胃內容物，再回到胃內，這樣有助於緩解燒心的症狀。**燒心者如果採

取平臥體位的話，由於沒有重力的影響，返回到食道裡的胃內容物，會在食道內長時間停留，酸性的胃內容物，對食道黏膜的損傷會更嚴重，因此，有燒心症狀的人，在睡眠的時候不宜採取平臥的體位。

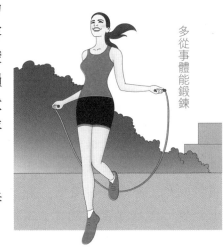

多從事體能鍛鍊

❸藥物治療

如果上面的方法還不能奏效，你可以選擇一些抗酸藥物，如氫氧化鋁凝膠、碳酸鈣片等，這些藥物可以中和胃酸，快速消除燒心的症狀。但是，如果長時間服用這些藥物，會造成便祕或腹瀉。

**溫馨提醒**

　　燒心雖然不會像癌症那樣威脅到你的生命，但任其發展，會對你的健康相當不利。如果你經常燒心且情況嚴重，持續的時間也很長的話，千萬不可大意，不要僅僅以為只是飲食不當或上了年紀，你就掉以輕心，這時明智的選擇還是去醫院做一下檢查。

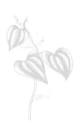

# 第二節
# 自我診斷，你的脾胃還好嗎？

　　人體是一個有機的整體，當脾胃氣血虛弱或出現病變時，都會透過身體的外在表現反映出來。真正聰明的人，當身體發出不適信號時，不應該討厭它、躲避它、拖延它、壓制它，而應該靜下心來，聽聽身體的語言，掌握自我診斷的方法、技巧，及時了解脾胃健康狀況，以便可以針對日常起居的飲食、心態、鍛鍊等方面做有效的保健養生。

## 看手，五個細節反映脾胃問題

　　手是我們脾胃健康的「地圖」。如果我們的脾胃有疾，也同樣會反映在手上。閒來無事，攤開手掌，仔細觀察，既不花錢，也不用去醫院，就能發現你身體健康狀況的祕密。

### 一看：手部胃區

　　手掌上的胃區正常與否，能夠反映人體的消化系統功能。胃區包括胃一區和胃二區。胃一區位於手的虎口部位，以拇指掌指褶紋內側為端點，畫一條與之平行的線至生命線，畫出的這條線所切分的上部分到生命線所擴出的範圍就是胃一區。胃二區位於中指與食指下的智慧線上，在中指和食指下畫一個與智慧線相切的橢圓，小指甲蓋大小即可，所畫出的橢圓形就是胃二區掌管的範圍。

　　胃區出現片狀白色亮點，有些會出現白裡透紅的顏色，則表示患有急性胃炎；胃區被整片的亮白色所覆蓋，呈泡水浮腫的

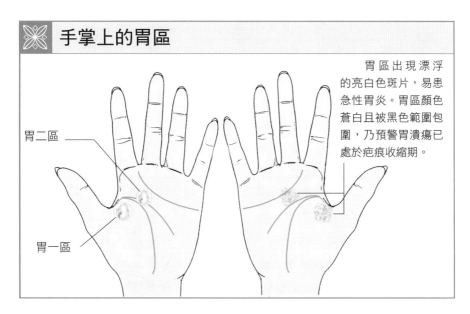

## ✳ 手掌上的胃區

胃二區

胃一區

胃區出現漂浮
的亮白色斑片，易患
急性胃炎。胃區顏色
蒼白且被黑色範圍包
圍，乃預警胃潰瘍已
處於疤痕收縮期。

狀態，則表示急性胃炎情況嚴重；如果出現一片黯淡的青色，且
乾枯凹陷或凸起，表示患有慢性胃炎；胃區出現一個黑色圓環，
且圓環內皮膚枯白，則表示患有胃潰瘍；胃區出現鮮紅色斑點，
則表示胃出血；胃區出現棕黃色或暗青色的斑塊，則是胃癌的預
警。

### 二看：手掌胖瘦

　　胖瘦是對手與人體的肌肉狀態的觀察印象，這是與正常人
的手與肌肉發育狀態相比較而言的。手掌厚而有肉有力，紅潤有
光澤，通透，富有彈性，多為氣血充足，精力充沛，體質強壯。
手掌肌肉板硬堅實，缺乏彈性，而且顏色晦暗，則代表著脾胃氣
血失和，消化不好，體內廢物積滯，新陳代謝速度下降。手掌小
魚際肉少的人，說明一般是慢性結腸炎，腸胃功能不好。小魚際
和小指邊緣的肌肉下陷，皮膚沒有光澤，多因脾主肌肉的功能失
調，同時也會伴有腹瀉、腹痛的現象。

### 三看：手掌肌肉

中醫將手掌分為九區，其中艮（《ㄣˋ）位（手掌大魚際處，拇指橫紋下方，生命線下半部的範圍）代表著脾胃。透過對艮區的觀察，能判斷消化系統的功能狀態、營養平衡狀態，並且引導我們尋找一切不利於身強力壯的因素。

正常的艮位應該是稍微隆起，在九區中位置最高、面積最大、肌肉最厚、豐滿、彈性有力、顏色紅潤，很少有雜紋，可以有淺淡的橫切紋、縱切紋出現。如果艮位肌肉凹陷、鬆軟，表示脾胃虛弱、營養不良、消化系統不好，免疫功能和性功能下降；艮位肌肉過於隆起，表示消化系統強，

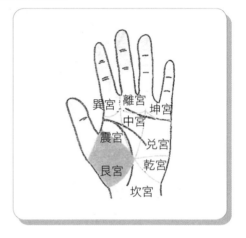

康復能力強，但可能有高血脂、高血壓，年輕時一般很難發病，中晚年一旦發病，則很難控制。

此外，艮位顏色變化也是一個明顯的信號。比如此位過紅，表示脾胃火盛，有高血壓、高血脂傾向，腸燥便祕，有宿便毒素，也可見於酒精中毒；艮位呈深紅色，表示脾胃痰火內伏，症狀表現為口臭，飲酒或食用刺激性食物後全身會發涼，並且口乾吐痰，易發生中風和哮喘；艮位出現井字紋並有青筋浮起，色蒼白、青黃，壓之肌肉鬆軟、無彈性，表示有慢性消化系統疾病，甚至惡化；艮位呈淡黃色，表示脾胃氣血虧虛，消化系統功能低下，以缺鐵性貧血為主；艮位有大的方格形紋、平行四邊形紋、菱形紋，只表示胃腸功能有些紊亂，多是腹脹。

### 四看：手掌「三線」

生命線：生命線起源於食指與拇指之間，呈現拋物線形，一直延伸至手腕線。

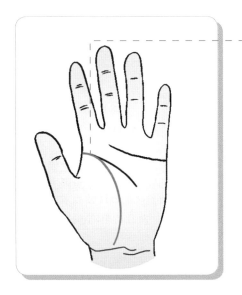

❶按照中醫的臟腑屬性意義來說，脾為後天之本，腎為先天之本，脾腎合一，正是生命線的意義所在。透過觀察生命線的狀態，可以了解人的先天、後天的根本基礎狀態。

生命線呈現淡紅色的人，代表身體氣血充沛，身體健康。生命線紋理淺細、發皺、發淡、弧度小、艮區鬆弛、生命線起點偏向拇指根，多是脾腎功能不足、消化系統功能低下或性能力下降的表現。這種人容易發生低血壓綜合症和疲勞綜合症，稍一勞動，即覺身體不堪承受，所以必須注意鍛鍊身體，適當增加營養，勞逸調和，增強體質。如果生命線上段和中段有島紋，末端有羽狀線或島紋，表示脾胃有病變，如消化不良、脾胃氣血虛弱等。生命線中段接近大魚際處有青筋浮露現象時，表示胃腸功能紊亂或者便祕。

❷智慧線：智慧線又叫頭腦線，三大主線之一，起源於拇指和食指根之間，與食指指節紋平行，向小魚際方向延伸，呈自然的拋物線略向下彎垂的一條弧線，終止於第3指縫的下方。

智慧線在中醫上屬心、腦，但脾胃與心臟相互影響，因此，智慧線可以反映脾胃的功能強弱。

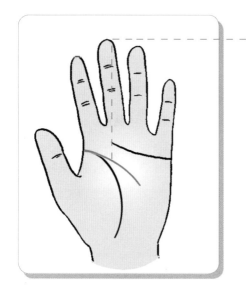

**智慧線**

起源於拇指和食指根之間，與食指指節紋平行，向小魚際方向延伸，呈自然的拋物線略向下彎垂的一條弧線，終止於第3指縫的下方。

　　正常的智慧線粗長、清晰、深刻、紅潤、有光澤、連綿不斷、粗細適中、起始端較粗大深刻，末端自然趨細，並呈弧線自然向下彎曲，無雜紋，無斑點，末端無分支分叉為最佳。智慧線淡白無光澤，表示人體氣血虧虛，脾胃是氣血生化之源，所以此現象是表示脾胃功能不佳，同時也是心臟虛弱的徵象。也應考慮有再生障礙性貧血的可能。

　　❸感情線：感情線又稱心線，起點是從小指外側往上走，呈拋物線狀到食指和中指的交界下方。

　　紋線深長、明晰、顏色紅潤、尾部比較細小。正常的感情線清晰、深刻、紅潤、有光澤、連綿不斷，末端自然趨細，呈彎弧狀向上延伸，無雜紋、無斑點、無分叉。正常長度是終點在中指與食指間的指縫下方，以深長、清晰、紅潤、末端分支少，略呈向上的彎弧狀為佳。感情線如果延伸至食指下的異位，並且異位有「井」字紋或「十」字紋，此時拇指第一指關節上有橫紋，表明脾胃氣血不和諧。

### 五看：手指半月痕

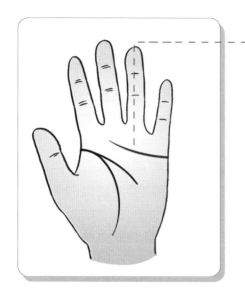

感情線

起點是從小指外側往上走，呈拋物線狀到食指和中指的交界下方。

正常的半月痕，雙手以8～10個手指上有半月痕為好，半月痕的面積要以指甲的1/5為好，半月痕的顏色以奶白色為健康，越白越好，越白表示精力越旺。半月痕面積小於指甲1/5，則表示脾胃消化功能欠佳、精力不足。指甲沒有半月痕的人，即使暫時無病，也需要迅速補養身體。如果只有拇指有半月痕的時候，說明身體氣血已經處於透支狀況，應盡快調養脾胃，補充營養。半月痕呈灰色，表示脾胃消化吸收功能較弱，容易引起貧血，疲倦乏力。

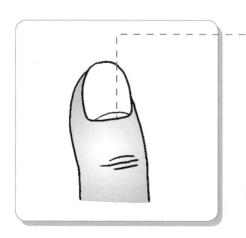

半月痕

指甲上的半月痕也稱健康圈，是觀察人體氣血循環狀況的窗口，是人體精氣的代表。

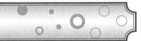

# 看鼻，色澤變化反映脾胃問題

中醫認為，鼻頭是脾臟反射區域，鼻頭左右兩側的鼻翼是胃腑反射區域。當脾胃發生疾病後，其相應的部位就會有所反映，如色澤變化等。

正常人鼻子外觀端正，大小適中，無紅腫瘡癤，鼻色紅黃隱隱，明潤含蓄，鼻毛色黑，疏密適中，鼻黏膜淡紅潤澤，無鼻塞、流涕、出血等現象。

若鼻頭發紅或酒齄鼻者或鼻頭腫大，證明脾熱或脾大，一般會感覺頭重、臉頰疼、心煩等。

若鼻頭發黃或白，證明脾虛，會出現汗多、畏風、四肢懶動、倦怠、不嗜食等。

若鼻翼灰青，證明胃寒，特徵是易受風寒，常肚子疼、拉稀，與其握手，能感覺其手指發涼。

若鼻翼發紅，證明胃火大，特徵是易饑餓，口臭。有紅血絲且比較嚴重，一般是胃炎。飯前胃疼，一般是胃炎。飯後1～2小時腹疼是胃潰瘍，壓痛點在腹部正中或稍偏左處；飯後2～4小時腹痛是十二指腸潰瘍，痛法在兩排脅骨中間靠近心窩的地方，類似針刺一般，嚴重者可痛到後背，壓痛點在腹部稍偏右處。

若鼻翼部青癟者，一般以前有胃痛病史，形成病根，可引起萎縮性胃炎，而萎縮性胃炎引發胃癌的可能性較大。

鼻翼薄且溝深證明是萎縮性胃炎。

## 溫馨提醒

有些人鼻頭上常長痘痘或黑斑，這說明脾胃濕熱或者胃火過盛。因此，要去除痘痘，靠擠壓或各種袪痘產品無法徹底袪除，應該從根源上解決，就是調理脾胃。

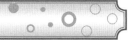

# 看臉，氣色好壞反映脾胃問題

　　臉是一面能照出「健康狀況」的反射鏡。透過看臉觀面，可以體察臟腑、氣血、皮毛、肌肉、筋骨、經絡、精氣等的變化，對防治脾胃疾病具有相當重要的意義。

　　五行學說認為，人的正常面色有主色和客色之分。主色是指由於先天遺傳、後天生活環境等的影響，使人面部皮膚呈現出的與別人不同的、一般終身都不會發生改變的一種基本的顏色。不同的人可歸入木型、火型、土型、金型和水型五種類型。木型的人一般面色較青，火型的人一般面色較紅，土型的人一般面色較黃，金型的人一般面色較白，水型的人一般面色較黑。

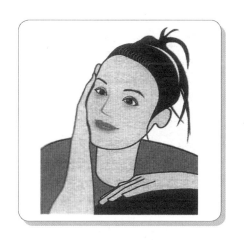

　　無論是主色還是客色，都是面部的正常膚色，在進行面診時，應當多加注意，不要將其與人體發生病變時出現的異常面色相混淆。

　　客色是指由於外界環境、生活條件、晝夜時間、氣候季節等發生變化，使人的面部皮膚顏色相應地發生變化，而呈現出的顏色。一般來說，白天的時候，人體內陽氣旺盛，所以面色通常容光外露；夜間的時候，人體內的陰氣較盛，所以面色一般明潤內斂。天氣晴朗時，人體內的氣血較熱，運行通暢，所以面色一般偏紅偏黃；天氣陰冷時，人體內的氣血較寒，運行不暢甚至發生凝滯，所以面色一般偏青、偏黑。而中醫以四季配合五行學說認

## 鼻子發紅

若鼻頭發紅或酒齄鼻者或鼻頭腫大，一般感覺頭重、臉頰疼、心煩等

若鼻頭黃或發白，是脾虛，會出現汗多、畏風、四肢懶、倦怠、不嗜食等

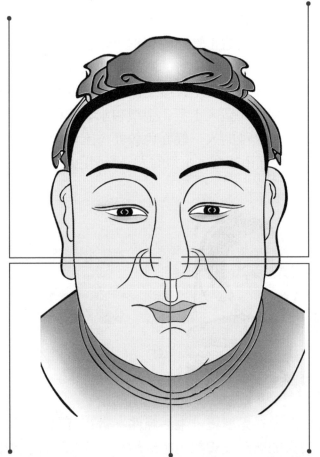

若鼻頭發紅，是胃火，易饑餓、口臭。有紅絲比較嚴重者，一般是胃炎

若鼻翼灰青，是胃寒，與其握手感到發涼，此人受風寒肚子痛、拉稀等

鼻翼部青瘀者，一般常胃痛，可引起萎縮性胃炎，且引發胃癌的機會大，鼻翼薄且溝深證明是萎縮性胃炎。

為，春季屬木，所以人的面色此時一般偏青；夏季屬火，所以人的面色此時一般偏紅，長夏（即盛夏，陽曆7月左右）屬土，所以人的面色此時一般偏黃色；秋季屬金，所以人的面色此時一般偏白；冬季屬水，所以人的面色此時一般偏黑。

**在中醫看來，當你的面色變紅或變白，就說明其脾病是順證；當面色變黑或變青，則說明脾病是逆證。**一般來說，順證相對較輕，比較容易治癒，逆證相對嚴重，比較難於治癒。但這也並不是絕對的，醫生在進行面色望診的時候，應當綜合運用四診方法來仔細診察患者的病情，才能得出正確的診斷結論。

## 看眼瞼，眼皮下垂反映脾胃問題

眼瞼，即眼皮，由皮膚、肌肉、結膜等組成，邊緣生有睫毛，是防禦外物侵犯的屏障。《黃帝內經》裡說，脾主肌肉，上眼皮為脾所主，眼皮下垂、皺紋出現預示著脾主肌肉的功能出現了問題。

其中，中氣下陷所致的上眼皮下垂，是因為飲食沒有規律或者憂思傷脾，又因為脾胃虛弱，從而導致中氣下隱而成。中氣下陷而導致的上眼皮下垂，一般來說，發作比較慢，上眼皮初步緩慢下垂後，再逐漸加重，發展至後來，可能遮擋半隻眼睛，

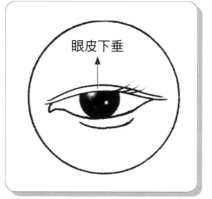

眼皮下垂

甚至整隻眼睛。病人如果需要看東西，往往還需要昂頭提眉，久而久之，額部皺紋會越來越深，有的還需用手提拉眼瞼，才能看物體。這種人還會全身乏力，氣短，脈虛沉微。或者有脫肛的現象，女性則可能子宮脫垂。

風邪入侵絡脈而導致的上眼皮下垂，發作很快，會突然上眼

皮下垂，且奇癢難忍，並伴有頭痛，舌紅，脈浮淺且跳動急速等症狀；氣滯血瘀而導致的上眼皮下垂，有明顯的眼部或頭額部外傷史，這種人上眼皮下垂是因外傷所致。

## 看口唇，飲食口味、唇色反映脾胃問題

我們都知道，食物的攝入一般都要經過唇、齒，然後從口腔進入食道，經胃和腸的消化運動，吸收其精微，將糟粕從肛門排出體外。從整個消化道來說，共有七道關隘，《難經》稱之為「七沖門」。《難經‧四十四難》說：「七沖門何在？唇為飛門，齒為戶門，會厭為吸門，胃為賁門，太倉下口為幽門，大腸小腸會為闌門，下極為魄門，故曰七沖門也。」可見，脾開竅之「口」至少連接著飛門和戶門，所以《靈樞‧脈度》說：「脾氣通於口，脾和則口能知五穀矣。」

既然「脾氣通於口」，飲食口味等自然與脾運化功能有密切關係。換句話說，口味的正常與否，全賴於脾胃的運化功能。若脾失健運，則可出現口淡無味、口甜、口膩、口苦等口味異常的感覺，從而影響食欲。說到食欲的增進要再說明，很多人喜歡吃甜食，認為甜味益脾，這並沒有錯，但多食甜又傷腎，會令人氣悶、骨骼酸痛、毛髮脫落。

那麼，就診病而言，口唇具體「代言」如何呢？

**正常人的唇色紅潤、明亮，若唇色發生變化則為病色。**

下唇深紅但紅而晦黯無華，多屬脾虛運化不強，症見食少神倦、四肢困乏等象；唇色紅如血染、兩唇閉合縫處，隱見煙燻色，此為三焦熱熾之象。如屬外側紅如血染，內側反淡白無華，此為脾胃虛寒；唇色發黃多因飲食內傷，兼濕熱鬱於肝脾之故，症見精神倦怠、四肢困乏、頭暈等。

口唇乾燥焦裂，或裂開出血，主津液已傷，唇失滋潤，見於外感燥熱之邪或脾經有熱；如果口腔中唾液分泌量多，津津不

如唇色淡白、乾裂，表面黏著一些零碎的小皮膜，甚至裂口較深而滲出一點血來，是燥熱津虧所致，多屬脾胃不和

口腔中唾液分泌量多，津津不止，頻頻唾吐，稱為多唾，乃因脾腎陽氣不足，水液不化而上逆所致

大病瘥後喜唾，是胃中有寒，口角流涎，多由脾臟虛冷，或脾胃熱，津液不收所致

唇色發黃，多因飲食內傷，兼濕熱鬱於肝脾之故，症見精神倦怠，四肢困乏、頭暈等。

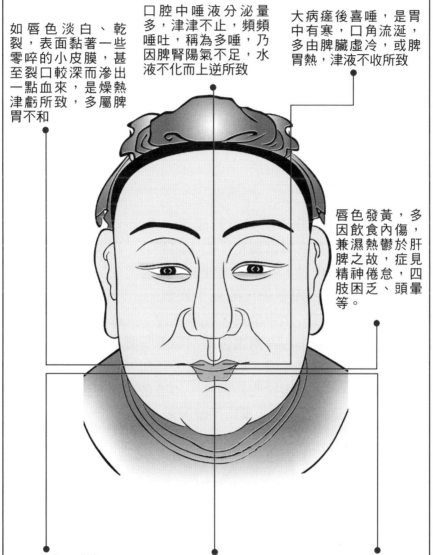

下唇深紅，但紅而晦黯無華，多屬脾虛運化不強，症見食少神倦，四肢困乏。

上唇紅而鮮明，下唇淡白微青，多見能食易瀉而赤，四肢困倦，此為胃熱脾寒之象。

下唇深紅，上唇淡白，為冷胃脾熱之兆，症見欲嘔，不思飲食，頭昏胸痛。

039

止，頻頻唾吐，稱為多唾，多因脾腎陽氣不足，水液不化而上逆所致；大病瘥後喜唾，表示胃中有寒。

## 看舌頭：舌形、舌質、舌苔反映脾胃問題

按照中醫的說法，「舌為心之苗，脾之外候」、「舌苔由胃氣所生」，可以說，舌頭是獲取身體健康情報的寶庫。你在照鏡子時，不妨用一雙「慧眼」對其仔細觀察，透過這個特珠「窗口」我們不僅能了解脾胃的狀況，還能看到疾病的苗頭。

### 一看：舌形

正常人舌的形態應該是柔軟靈活，不胖不瘦。當體內有病時，舌的形態就會有異常變化。如舌頭萎縮，出現舌形斂縮，且無力自由伸縮、轉動，甚至無法伸長至牙齒等症。中醫認為，心脾兩虛能夠引起舌頭萎縮，症見舌軟無力、四肢倦怠、面色無華、飲食減少，唇、指甲淡白，心悸怔忡、失眠健忘，舌淡嫩，舌苔薄白，脈細弱；心脾兩虛也能引起舌頭萎縮，這是因為「舌為心竅」，又為脾之外候，心脾兩虛，氣血不足以奉養於舌，筋脈乏氣之溫煦、血之濡養而為舌萎。如果是心脾兩虛引起的舌頭萎縮，治療時應補養心脾，藥方用歸脾湯。

### 二看：舌質

舌質是指舌的本體。檢查舌質主要是看舌尖和舌兩邊的顏色，因為上面沒有舌苔覆蓋，較易看清舌質的本色。正常舌質呈淡紅色，不深不淺，生氣盎然。當舌質顏色淺淡，紅少白多，或純白無紅色，多表示脾虛寒濕、氣血兩虛。脾虛寒濕所引起的舌體淡白色，其症狀主要表現為：舌色淡白濕潤多津，舌邊有齒印，舌體胖嫩，膝冷畏寒，泄瀉清稀，消化不良，食欲不振，腹脹，肢體浮腫，按之不起，這種情況多由於脾陽虧損，臟腑經脈

無以滋養，於是便在舌頭上反映出來，治宜溫脾助陽、祛寒逐濕。藥方可選用實脾散等。氣血兩虛所引起的舌體淡白色，其症狀主要表現為：舌色淡白尚潤，舌體大小正常或略小，面色無華，唇淡，神疲肢軟，頭暈目眩，耳鳴，聲低息微，心悸，盜汗，婦人月經量少且色淡或閉經，這種情況多由於先天稟賦不足、後天失於調養、疾病久延、失血過多等，治宜氣血雙補，可選用十全大補湯之類。

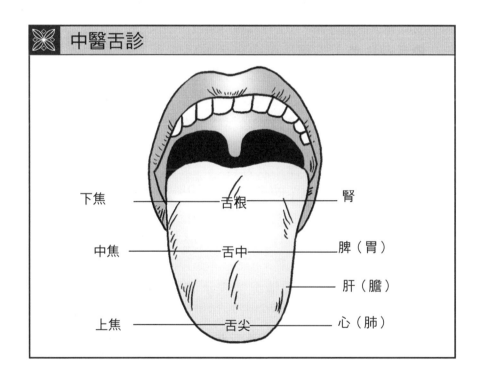

中醫舌診

下焦 —— 舌根 —— 腎

中焦 —— 舌中 —— 脾（胃）

—— 肝（膽）

上焦 —— 舌尖 —— 心（肺）

## 三看：舌苔

舌苔是指舌面上的苔垢。看舌苔包括看苔色和苔形兩個方面。正常人的舌苔是薄白而清淨。乾濕適中，不厚不膩，不滑不燥。當體內有病時，舌苔就會有異常變化。

❶**舌苔黃色**：這種情況多表示胃熱熾盛、胃腸實熱或脾胃熱壅滯，其症狀各有不同。體內胃熱熾盛所引起的舌苔黃，其症狀為：體發熱，患者怕熱不怕冷，盜汗，面部赤紅，心煩意亂，口乾舌燥，脈洪大；體內胃腸實熱所引起的舌苔深黃，其症狀為：舌苔厚而且乾燥，甚至會出現老黃焦烈起芒刺的現象，面赤體熱，口乾舌燥，盜汗，大便祕結，腹滿且疼痛，心悸，嚴重者甚至會神志不清，脈沉有力或滑實；脾胃濕熱壅滯所引起的舌苔黃，其症狀為：舌苔上附有垢濁，舌質紅，體發熱，心悸，口乾卻不想喝水，脘腹脹滿，沒有食欲，噁心嘔吐，大便垢膩惡臭。

❷**舌苔白色**：這種情況多表示脾陽虛衰、寒濕侵襲皮表或風寒侵入皮表。脾陽虛衰引起的舌苔白，是由於久病導致脾陽虧損，或屢經吐下，中氣大傷，或飲冷中寒，脾陽逐漸衰敗，內寒凝閉中焦，既不能運化水濕，又無經輸布津液，以致舌苔白淨，津少光亮，形似雪花。脾陽虛衰所引起的舌苔白，其症狀表現為：舌苔潔白，光亮少津，就好像一片片雪花散布在舌頭上，顏色比一般的白苔要更白，而且面色蒼白少華，腹中冷痛，喜溫喜按，腹脹，食欲不振，便溏溲清，身體低溫，身倦乏力，氣短懶言。由脾陽虛衰而引起的舌苔白，治療時應溫中健脾、甘溫扶陽，藥方可選用附子理中湯。

❸**舌苔灰黑色**：這種情況多表示脾陽虛衰、痰飲內阻、溫熱內蘊等。脾陽虛衰所引起的舌苔灰黑，其症狀表現為：舌苔灰黑、薄潤，面色一般顯得枯黃無華，飲食少思，腹中冷痛，腹脹，喜歡喝熱飲，大便稀溏或泄瀉，手腳冰冷。一般是因為脾氣虛弱，陽氣有所損耗，或者是直接感染了寒邪，也可能是因為誤治，或平日裡飲食不注意，貪食生冷食物，損傷了脾陽，中陽不振，陰寒內盛，舌苔就會慢慢變為灰黑色。

痰飲內阻所引起的舌苔灰黑，其症狀表現為：舌苔灰黑、水滑，有時也呈現灰黑而膩的形態，並伴有頭暈目眩，胸悶氣短，腹脹，脘部有振水音，口乾但不想喝水，腸鳴便溏，有的人形體

還會變得枯瘦，神疲乏力。這種情況一般是由於脾陽不振，津液不能正常敷布和運行，於是蓄聚而生濕，凝結在肺部化為痰，寒飲痰濕停滯胃腸，寒濕壅盛，就會導致舌苔灰黑。濕熱內蘊所引起的舌苔灰黑，其症狀表現為：舌苔灰黑，厚膩而黏，體發熱，尤其是中午過後，體熱明顯，口中乾苦，嘴唇枯燥，面色淡黃或晦滯，胸滿氣短，腹脹，小便短黃。這種情況一般多由於脾失健運，水濕內停，在胸中鬱積而化熱，濕熱蘊蒸，穢濁壅滯中焦，從而導致舌苔灰黑。

❹**舌苔潰爛**：這種情況多表示胃熱痰濁上逆、或宿食積滯。其症狀各不相同，前者表現為舌苔的質地疏鬆，浮於舌面，形如豆腐渣一樣，能揩去，但旋即又會生長出來，常伴有胸悶噁心，口中發苦，或者會咳吐黃痰，心悸氣短；後者症狀表現為舌苔質地疏鬆，浮於舌面，厚腐而臭，常常會伴有乾噫食臭，噯腐吞酸，脘悶，腹振腸鳴，納差便溏。舌苔潰爛多是因為脾胃熱盛，蒸騰胃濁，邪氣上升所致。因為胃乃水穀之海，以通降為順。如果胃失和降，那麼胃中的水穀將不能化為精微，反會生出濁痰，或食停氣滯。具體地說，對於胃熱痰濁上逆所引起的舌苔潰爛，治療時應著重清熱化痰辟濁，藥方可選用溫膽湯加味；而對於因宿食積滯所引起的舌苔潰爛，治療時則應著重消食導滯，藥方可選用枳實導滯丸等。

❺**舌上無苔**：舌上無苔是指舌頭表面光滑潔淨，嚴重的患者如鏡面一樣，這是病情危險的預警，應當注意。舌上無苔多表示胃陰乾涸、氣血兩虛等。其症狀各不相同。胃陰乾涸所引起的舌上無苔，其症狀主要表現為舌紅且光滑如鏡，舌面缺少津液，尤其是舌心，煩渴不安，沒有食欲，或者餓了也吃不下飯，乾嘔作噁，或見胃脘疼痛，肌膚灼熱，低燒，大便祕結，甚則噎膈、反胃，治宜滋養胃陰，可選用益胃湯；氣血兩虛所引起的舌上無苔，其症狀主要表現為：舌淡白而光，常見面色蒼白或枯黃，唇甲淡白，頭暈眼花，心悸失眠，疲倦乏力，少氣懶言，語聲低

微，手足麻木，飲食不振，大便溏薄，小便清長，治宜健脾養胃、補氣生血。

## 四看：裙邊舌

裙邊舌又稱齒痕舌。由於舌伸出時顯得浮腫而嬌嫩，加之舌邊有牙齒壓出來的舌印，猶如女人裙子的邊緣，故得名。

這種舌是由於脾胃不知，導致體內營養不良，尤其缺乏蛋白質，引起舌的水腫。舌組織的反應較一般器官靈敏，所以可能此時身體其他部位並無水腫表現。舌現齒痕而舌淡白濕潤，屬寒濕內盛；淡紅而嫩，屬脾虛或氣虛，舌紅而苔黃膩，多屬濕熱痰濁壅滯。

# 第三節
# 內傷脾胃，現代人常犯的養生大忌

金代脾胃大家李東垣曾提出「內傷脾胃，百病由生」，他指出喜怒過度、飲食不節、寒溫不適、勞役所傷皆為內傷脾胃之源。而現代人的健康殺手就是我們諸多的不良生活方式，如飯無定量、節食減肥、暴飲暴食、經常熬夜、酷愛冰冷飲料、不良情緒、遺傳因素、藥物的副作用等，這些都是誘發脾胃病的元凶，因此，為了我們的身體健康，一定要擦亮雙眼，解內憂，除外患，真正做到起居有常、飲食健康。

## 暴飲暴食，為脾胃埋下健康隱患

被譽為「烹飪王國」的台灣，一直崇尚以豐盛的筵席來喜慶佳節、款待賓客。很多人為了滿足口福，為了應酬而餐餐暴飲，日日拚酒，大魚大肉。雖然民以食為天，吃吃喝喝天經地義，並沒有什麼雅俗之分。但就美食而言，如果想怎麼吃就怎麼吃，什麼都能往肚子裡面塞，這就是不知饑飽的暴飲暴食。短時間內，感覺不出脾臟有什麼變化，但時間久了，就會完全打亂胃腸道對食物消化吸收的正常節律，加重脾胃的負擔，使「食滯」成為常事，食滯的滋味不好受，飽飽脹脹，最慘的是，除了食滯還便祕，吃不下也出不來，破壞了腸道消化吸收的平衡狀態，最終因暴飲暴食而樂極生悲，害人害己。

正確的方法是量腹所受，即根據自己平時的飯量來決定每餐該吃多少。有句諺語說得好：「寧可鍋中放，不讓肚飽脹。」什麼意思呢？就是說吃剩下的飯菜寧可放在鍋裡或倒掉，也不

能勉強自己吃完。與之相呼應的是，20世紀80年代，**營養學家就發現，在足夠營養的前提下，限制熱能攝入，長期處於微饑餓狀態的人的壽命，要比終日飽食者的壽命長20％以上**。當然，任何事情只有做到「適可而止」或者「恰到好處」才算是最好的，否則便會引來「物極必反」的麻煩。長期強迫自己挨餓，身體會因得不到足夠的營養而虛弱不堪、四肢無力、精神恍惚。

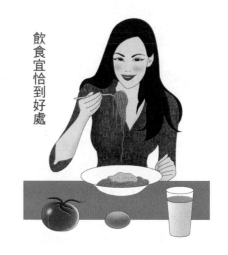

飲食宜恰到好處

「凡食之道，無饑無飽，是之謂五臟之葆。」這無饑無飽，就是進食適量的原則。只有這樣，才不致因饑飽而傷及五臟。

## 狼吞虎嚥，脾消化不了心臟兜著走

如今，許多人都在忙，尤其是年輕人，忙什麼呢？追夢！用上班族的話說就是要實現自己的人生價值，證明自己的能力！是的，忙是一種充實，或許是我們對生命的一種最好的尊重！我們都很自豪，不僅因為我們年輕、我們富有活力和激情，更主要的是因為我們把這些優勢轉化為生產力，轉化為財富，我們自豪我們是GDP創造的主力軍。但一個簡單的事實是：忙碌在填充我們生活的同時，也損耗了我們的健康！

奉勸一句，在奮鬥的拚搏歲月裡，即使再忙，也要留下充足的時間用餐，千萬不能狼吞虎嚥，草草了事。否則，會給脾胃帶來很大的負擔，這樣的結果就是吃得多，但人卻消化不了，有時還會出現了心慌、氣短，心跳明顯比平常加快等問題，這牽涉到中

醫一種最為通常的說法，「子奪母氣」。

　　所謂「子奪母氣」，是從五行相生相剋的角度來說的。心屬火，脾屬土，火能化生土，所以，火與土有「母子關係」，也因此，其對應的心與脾也就有「母子」關係。從生命的角度，沒有母就沒有子；而心和脾也是一樣。人吃得過快、過飽，脾根本沒能力消化那些食物時，就會借心氣來幫助消化，這是奪心氣，所以很容易誘發心臟病，這就是「子奪母氣」。

## 無辣不歡，當心脾胃「上當受騙」

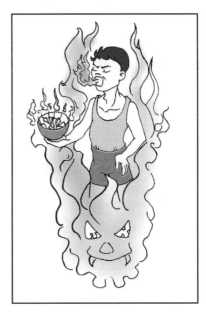

　　許多人漸漸地有所參悟：什麼都靠不住！就拿電影劇情舉例吧，《致命的吸引力》讓你明白男人靠不住；而《色戒》讓你知道女人靠不住；《投名狀》讓你知道兄弟也靠不住；什麼最實在？很多人是徹底想開了，口袋裡的錢還不知道是誰的呢，最實在的就是吃，吃到肚子裡最實惠。這裡，很多人的健康觀念本身就錯了。食物美味不美味並非僅僅是外在的，還有一個內在的，是相對每個人的健康狀況而言的。套一句最簡單的話說，適合你的就是你的美食，否則，不僅不是美食，還可能是傷害你健康的毒藥。

　　現實生活中，很多人感覺「不辣不夠味」，甚至到了「無辣不成席」的地步，在辣椒主義者們看來，吃辣的時候，有一種暢快的感覺，吃辣椒在某種程度上滿足了他們征服的欲望。在把那些辣椒大口大口「消滅」的時候，內心會獲得一種成就感。

吃辣椒的另一個價值，也是最為大家熟知的，就是在食欲欠佳、飯量減少的時候，放上一些辣椒在菜裡，就能改善食欲，增加飯量。此外，辣椒有很多藥用價值。以前的人如果得了風寒感冒，一般都不吃藥，更不會看醫生，用辣椒和生薑熬湯喝就可以了；如果有人消化不良，用少許辣椒煎湯內服，即可調治因受寒引起的胃口不好、腹脹腹痛；辣椒還含有一種叫辣椒素的成分，可以幫助抑制腸內異常發酵，產生排除消化道中積存氣體的作用。此外，對於在潮濕氣候中生活的人來說，適當吃些辣椒，還可以對風濕病和凍瘡產生預防作用。

　　既然如此，是否就真的是不吃辣椒不夠味，少吃辣椒不健康呢？自然不是。這裡可以明確告訴你的是，無論男人還是女人，老年人還是小孩，吃辣椒都不能太過，否則會對身體造成傷害。

### ❶腹脹腹痛

　　吃辣椒可以開胃，這一點眾所周知。但辣椒食用過量反而危害人體健康，因為過多的辣椒素會劇烈刺激胃腸黏膜，使蠕動加快，引起胃疼、腹痛、腹瀉，並使肛門燒灼刺痛，誘發胃腸疾病，促使痔瘡出血。這也是過與不過的一個警戒性的判斷徵候。即如果你吃火鍋吃得肛門發燒的話，在以後的生活中就要注意減少辣椒的攝入量。自然，患食道炎、胃腸炎、胃潰瘍以及痔瘡等病者，則應少吃或忌食辣椒。

　　不僅是胃和腹部的脹痛，辣椒的辛辣成分常常會透過腎臟排泄，這對於腎臟細胞也有不同程度的刺激，嚴重時還會導致腎功能衰竭。

### ❷痤瘡、尿血

　　中醫認為，辣椒雖有溫中散熱、開胃消食的功能，但同時它辛熱有毒，過食可使體內濕從熱化，表現為皮膚痤瘡、血壓升高、痔瘡加重、鼻出血等。如果長期大量食用辣椒，則會引起中毒表現，如胃脘灼熱感、腹脹、腹痛、噁心、嘔吐、頭暈，甚至嘔血、尿血、衄血、血壓升高或下降。現代醫學實驗證實，辣椒

的主要成分辣椒鹼對循環系統有一定影響，可引起短暫性血壓下降、心跳減慢及呼吸困難等。所以，需要特別提醒那些整天將火鍋當飯吃的人，要適當調整生活的口味，以免過食辣椒而中毒。此外，辣椒的性味是大辛大熱，所以患有紅眼病、牙疼、喉痛、咯血、瘡癤等火熱病症的人，或陰虛火旺的高血壓病人、肺結核病人，也應慎食。

### ❸治癌也致癌

研究發現，辣椒中含有大量的抗氧化物質，這種物質是致癌物質自由基的「天敵」。但如果過量則可能引起口腔白斑，這與長期喜歡吃燙食和辣食有關。而口腔白斑是口腔癌的癌前病變。所以，適當吃可以防癌，而過量吃，則會產生相反地效果。

從上述例子我們可以看出，辣椒吃多了不行，即使不過量，也並不是人人都適合吃，比如：口腔潰瘍者，患者口腔對鹹、辣、酸、苦等味道敏感，吃辣椒會加重疼痛；紅眼病、角膜炎等眼病患者吃辣椒會加重眼病；痔瘡患者如果大量食用辣椒等刺激性食物，會刺激胃腸道，使痔瘡疼痛加劇，甚至導致出血等症狀；腸胃功能不佳者，吃辣椒雖能增進食欲，但也會使胃腸黏膜產生炎症，因此應忌食辣椒；慢性膽囊炎患者，因為這些食物均有刺激胃酸分泌的作用，易造成膽囊收縮、誘發膽絞痛，所以，患有慢性膽囊炎者應忌食辣椒、白酒、芥末等辛辣食物；有發熱、便祕、鼻血、口乾舌燥、咽喉腫痛等熱症者，吃辣會加重症狀。此外，產婦在產後一週內也不適宜吃辣椒，否則不但使自己「上火」而出現大便祕結等症狀，還會影響嬰兒，使嬰兒內熱加重。

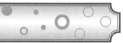

## 冷熱不均，讓脾胃承受沉重負擔

　　炎熱的夏季，人們經常吃一些冷飲，像冰淇淋、冰鎮的汽水、冰鎮啤酒，甚至冰鎮西瓜等。尤其是運動過後，大汗淋漓，一瓶冰鎮飲料下肚，要多痛快有多痛快。但是卻很少有人意識到，這種作法雖然能夠令人在高溫下感到一絲冰涼，但是卻傷害了脾胃。

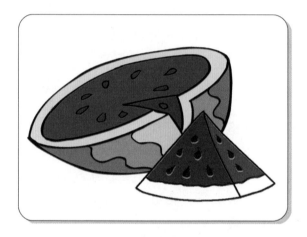

西瓜是生冷之品，如果再冰鎮，無異於寒上加寒，吃多了會嚴重損傷脾胃，導致消化不良、食慾不振等症狀，甚至還會引發急慢性腸胃炎。

　　**在中醫看來，脾胃最怕寒涼的食物，這個「寒涼」不單單指我們說的冰冷食物，還包括它的屬性。**古人透過對食物的外形與味道，食物進入我們身體所產生的寒、熱、溫、涼作用，向上向外或向下向內作用的方向，以及食物生長的地點、氣候、季節的不同，來判斷食物的屬性。最後，根據食物的性質把它們分為溫、熱、寒、涼、平五性。而冰淇淋、冰鎮飲料、香蕉、西瓜等都屬寒涼之品，吃多了影響消化、吸收，給自己的身體健康造成不良後果。尤其是西瓜，吃多了會嚴重損傷脾胃，導致消化不良、食欲不振等症狀，甚至還會引發急慢性腸胃炎。

　　要想脾胃健康，飲食過熱也是大忌。不是說涼的飲食多傷胃，要少吃嗎？怎麼熱了也不行？事實的確如此。研究顯示，飲

食過熱和食道癌等多種消化道疾病息息相關。這是因為：

人的食道壁是由黏膜組成的，非常嬌嫩，只能耐受50℃左右的食物，超過這個溫度，食道的黏膜就會被燙傷。如果食物的溫度達到了70℃～80℃左右，甚至高達80℃～90℃，那就很容易燙傷食道壁。如果經常吃燙的食物，黏膜損傷尚未修復又受到燙傷，則可形成淺表潰瘍。反覆地燙傷、修復，就會引起黏膜質的變化，進一步發展變成腫瘤。

可能有人會問，熱與涼更多的是一種感覺，有沒有什麼可以量化的標準呢？不瞞大家說，很多醫學書籍都是很模糊地說，實際上，這裡是有標準可供參考的，即以自己體溫為基準，略作上下浮動即可。從熱的角度講，吃吃喝喝如果經常在50℃以上的就要警醒，你的脾胃可能已受到傷害了；此外，那些喜歡喝茶水，甚至剛沏上茶水，就一邊吹茶葉一邊喝水的人就要注意了，此時溫度約在75℃，已經遠遠超過了胃腸所能耐受的溫度，對身體的傷害是絕對的。這也提醒大家，最好抽一點時間，為自己倒杯水先放著，不要等口乾舌燥的時候才想起該喝點水了，倒上開水就開始吹著，一邊燙著還一直喝。前面已經說得夠多了，就提醒你一句，當心過燙引發腫瘤。

如果從冷的角度來說，如果你吃喝的東西總在15℃左右，也要注意保護脾胃了。另一方面，那些熱得滿頭大汗，不是冰鎮啤酒就是冰鎮飲料就咕咚咕咚地喝上一氣的人也要留心了，脾胃可能正在遭受來自你自身的打擊。此外，本身消化系統、胃腸道不好的患者不能多吃西瓜，也不宜吃冰鎮西瓜，否則，容易出現腹瀉、腹脹和腹痛，甚至有可能患上急性胃腸炎。

## 美麗凍人，當心落下脾胃虛寒症

有些女性愛穿短裙，即使是由秋入冬、或冬去春來的寒冷之時，甚至是數九寒天仍風雪無阻，想讓自己的美麗能享受到出

類拔萃的關注，充分展現了女人愛美的耐力。我們社區就有這麼一位，她叫小玲，平時喜歡穿超短裙，她媽媽常勸她說「天這麼冷，多穿點，別把自己身體凍壞了。」甚至說「現在不聽話，到老了得關節炎妳就知道厲害了。」可現在的孩子都任性，這是個通病，小玲仍然我行我素，繼續美麗「凍」人，但沒過多久，就聽鄰居問她媽媽怎麼最近不見小玲，才得知她最近腿上、臀部都長了紫紅色的硬塊，壓一壓會褪色。醫生說她得的是皮膚病，叫寒冷性脂膜炎，是凍出來的。換句話說，是冬天還裙帶飄飄「穿」出來的。這裡提及小玲的事例，是想給愛美的女性們「打個預防針」：為那些虛榮的美，丟掉了健康，真不值！

事實上，小玲或許還算是幸運的，至少發現及時，「寒冷性脂膜炎」這種病，如果進一步嚴重會造成皮膚大面積潰爛。不是嚇人，就這麼危險。醫學調查顯示，近年來，到醫院就診的寒冷性脂膜炎患者明顯增加，幾乎都是時髦女孩。不僅如此，還有一個比較明顯的特點，愛穿超短裙。最為普遍的裝扮風格就是：長靴加短裙。

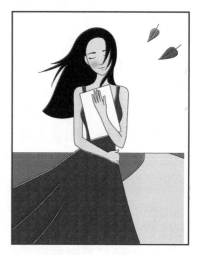

中醫認為，寒多自下而生，這與現代醫學所認為的人體下部血液循環較上部為差，易受寒冷侵襲的觀點相吻合。據報導，突尼西亞婦女喜歡一年四季穿裙子，結果患風濕性關節炎的約佔其總人數的70％。另據日本東京女子醫科大學學者的長期觀察，日本現代年輕女性所患的諸多婦科病，大多數與受了寒冷有關。這些疾病纏身，猶如人生之路帶著「重負」前行，走不遠也就在情理之中了，或許這就是有的人說「裙短命也短」的道理所在。

特別說明的一點是，別以為胖、脂肪多就真的能經得起

「凍」。寒冷性脂膜炎就特別易發於年輕、較胖的女性中。因為胖人的脂肪在臀部和大腿堆積較多，她們為了減少臃腫感，衣服穿得較少。當氣溫較低時，皮膚及皮下脂肪氣血運行不足，容易引起脂肪細胞發炎，最終導致寒冷性脂膜炎發生。

該怎麼辦呢？

### 方略一：春捂秋凍以保暖

有一句養生的諺語：「春捂秋凍」，就是一則很好的養生指引，具體說來，由秋入冬添加衣服的時候，在適度和適時的前提下，能快點穿就快點穿，能多穿一點就多穿一點；而在冬去春來的時候，則在適度和適時的前提下，能慢點脫就慢點脫，能少脫一件就少脫一件，以幫助身體維持恆溫。

一旦發生寒冷性脂膜炎，只要適當增添衣物，注意保暖（如用熱毛巾或熱水袋局部外敷），促進血液循環，數週之內便可自癒。若是症狀較重，特別是發生了潰破，就應及時到醫院皮膚科診治。

### 方略二：活血化瘀需「擇食」

目前，對這一病症，中醫上採用的主要是「活血化瘀」的療法。所以，建議多吃一些活血化瘀的食物，以暢通血液循環。如紅糖和山楂。

## 過度減肥，減掉的還有脾胃健康

對於身體而言，胖瘦適中是最理想的狀態，但在現代時尚潮流的影響下，無論胖的瘦的都嚷嚷著要減肥，各種宣傳媒介也將各式減肥儀器、減肥食品等產品掛在嘴邊，引導人們帶著不同的目的湧進了減肥大潮。其實，他們宣傳的減肥儀器無非是讓你多運動，減肥食品無非就是讓你厭食和腹瀉。透過運動減肥無可厚

非，減肥食品（尤其是減肥藥）則不太可取，吃多了就會拉肚子或者缺乏食欲，這實際是在傷你的胃氣，人有胃氣則生、無胃氣則亡，五穀養的是胃氣，你要是傷了胃氣，這是非常可怕的。

我們先來看看雪黎的事例。雪黎今年23歲，正值花樣年華的她容顏俏麗，美中不足的是稍微有點胖。她聽朋友說不吃主食可以減肥，便不吃主食。肉類蛋類也很少吃，每天只吃些蔬菜水果，喝點牛奶。一個月下來，的確瘦了一些，卻也憔悴了許多。常常頭暈噁心，有時還伴有嘔吐，提不起精神。經過診斷，她患了輕度營養不良，脾胃也很虛寒，吃了好長一段香砂六君子丸才給調理過來。

**很多人都認為單純不吃主食就可以減肥，對其他食品卻不加節制，這是十分荒謬的。**減肥，應該減少攝入的是高熱量食品而並非主食。因減肥而減少主食的攝入量，長期下去，除了常感覺腹部不適、飽脹、食欲不振、脹氣、脹痛外，還可能出現胃下垂，甚至伴有肝、腎、結腸等內臟下垂的現象。

因此，為了脾胃健康，更為生命之樹長青，節食減肥者一定要顧及脾胃的承受能力，合理節制食物的攝入，否則，脾臟力不從心時就可能消極怠工，不將食物精華往上送，反而往下走，讓營養隨著尿液大量流失。這不但不瘦身，反而還會引起疾病。

## 濫用藥物，「毒」害脾胃沒商量

現代人治病的方法很簡單，頭疼醫頭，腳痛治腳，哪個器官有問題了乾脆摘除就好。對待脾胃也是一樣，平時常備腸胃藥，有一頓沒一頓不是問題，不舒服了拚命灌藥。卻忘了「是藥三分毒」的道理，給脾胃健康加上了一把沉重的大鎖。

的確如此，某些西藥，如阿司匹靈、消炎痛等非甾體消炎藥物可引起胃黏膜糜爛，糜爛後可進一步導致慢性胃炎。另外，利血平、水楊酸類和糖皮質激素等藥物，可損傷胃黏膜，降低黏膜

的抵抗力，刺激胃酸的過度分泌，引起潰瘍病的發生。而一些瀉藥或透過灌腸來維持排便的「通暢」，可能會產生暫時的效果，長時間使用就有可能會造成胃腸功能紊亂。因此，服用藥物時要緊遵醫囑，注意正確用藥，不濫用，不貪多。

此外，如**人參、黨參、黃耆等滋補藥，如果濫用亂服同樣也可導致副作用**。很多人認為，「補藥無害，多多益善，有病治病，無病強身。」其實這是對補藥的誤解，曾經有這樣一個人，本來身體十分健康，就因服用了一條東北人參，結果導致胃部脹滿疼痛、頭暈、面部潮紅、血壓升高、大汗淋漓，經診斷其症狀是因服用過量人參而致「人參綜合症」。此人病好後，很長時間一直食欲不振，沒有胃口。由此可知，補藥也不能隨便濫用，無病照樣傷身。

## 放縱性欲，「色」字頭上一把刀

眾所周知，性與腎有關係，但如果將脾胃和腎放在一起，怕是很多人都感覺有那麼點風馬牛不相及的感覺。事實上，二者之間不僅有聯繫，還是「攀附上的親戚」，關係密切。具體說來，腎藏精，如果一個人在「性福生活」的問題上太過貪戀，就會造成腎精不足，

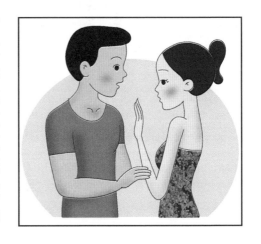

繼而腎陽衰弱。我們說，腎氣是身體的本源之氣，如果腎氣衰弱，那麼，脾胃就會因為失去了腎陽的溫養而虛弱，如果身體本身存有病患的話，那麼，患者的病情就會加重，自然會影響身體健康。這裡，尤其要提醒胃炎及消化性潰瘍患者，一定要注意節

制性生活，勿恣情縱欲，以免影響疾病的康復。

從博大精深的中醫文化中，古人對於性之養生這樣忠告我們：在飯後飽肚的情況下不要立即進行性行為；在激烈的性行為之後，不要馬上進食過多，這一說法的理由非常簡單，就是二者皆會傷及同一事物——脾胃。

這是什麼道理，簡單為你做一闡述：在相對安靜平和的狀態下，身體各器官的氣血運行和分布差異是很大的，而身體對於氣血這一資源分配方式的原則是屬於「按勞分配」的，需要說明的是，這裡的「勞」在身體裡並非是按照貢獻的大小來劃分，而是相對地，即誰忙就給誰多分配，反之，氣血的流量就相對減少許多。

接下來，讓我們看看飽食後身體的狀況如何呢？胃腸道的工作量驟然增加，身體就會調動更多的氣血參與工作，以便幫助消化。因此，這個時候分配在生殖器官的血液就要相對減少。說到這裡，大概你就明白了，吃得很飽然後立即性交會出現什麼狀況呢？氣血在身體裡被「哄搶」，其結果無論參與的器官輸贏如何，最後要承受所有傷害的是身體。時間一長，身體就會出問題，就容易導致胃部不適、飽脹感、疼痛等胃炎症狀的出現。

上面是就性前的飽食做了一個明確說明，下面，我們再從性高潮之後來分析脾胃的傷害。性行為結束後，大多數男性都會出現燥熱、口渴等現象，此時急於吃生冷食物或喝冷飲，自然傷及脾胃而對健康不利。再者，從飲食的角度來看，在性行為這個劇烈的運動過程中，胃腸道血管都處在擴張狀態。而在胃腸黏膜充血未恢復常態之前就急於進食冷飲，會使胃腸道黏膜突然受冷收縮，引發胃腸不適或絞痛，同時也為病菌入侵體內提供了有利條件。因此，如果在性行為後有饑餓感，不要立即大量進食，應稍作平靜後再慢慢進食，最好吃個六、七分飽即可，自然，如果在性行為之後有大汗淋漓或口乾舌燥感覺的時候，可以適量飲水，需要強調的是要喝溫開水解渴。

# 鬱悶氣結，拖累健康的沉重十字架

日常生活中人們常有這樣的體會：當情緒低落、精神萎靡時，常常茶飯不思；而情緒高漲、心情愉快時，食欲倍增。事實上，脾胃功能的改變是人體情緒變化的「晴雨表」。

有一次，一位脾胃病患者談起他初發病時的情形：當時他在家裡，突然老家來了一個電話，在拿起電話的同時他還在津津有味地吃著香蕉，電話那頭說，老家母親因急病去世了，望他速速回去。就在那一剎那，他嘴裡那口還沒嚼完的香蕉怎麼也嚥不下去了，更別說吃完了。此後的一段時間，由於心情悲傷，再加上諸事勞累、內心憂鬱，他飯吃得很少，一直沒有保持好胃口，身體開始一落千丈，先是食欲不振、胃酸、腹脹、感覺全身沒勁、提不起精神，緊接著是胃痛，再後來各種臟腑的毛病都找上門來了。正是因為他的脾在憂慮中傷了，所以，其他的臟腑也就更不堪一擊了。

這正如《黃帝內經》所說「思傷脾」。如果接下來隨便再發生一些其他讓人傷感的事，都會對人造成傷害。而人在情緒惡劣時不能保持冷靜，往往失去了處事的基本態度，會變得煩躁、易怒，與人應對不良，這就是我們常說的「脾氣不好」。其實，脾氣不好，就是我們的脾出了毛病，進而引起心火、肝火的妄動。因此，從這種角度上來看，我們說一個人「脾氣不好」，並沒有貶低他的人格的意思，而是從醫學的角度指出，人容易發脾氣有其生理方面的原因。同時也是在提醒那些愛發脾氣的人：把心放寬，卸下焦慮，多些輕鬆愉快的心情！

不良情緒也會影響胃腸的功能。動物試驗發現：當貓面對著咆哮的狗時，胃腸道運動就停止了，胃酸分泌也會產生變化，這說明情緒變化對胃腸功能的影響非常大。長期如此，胃腸道就會產生很多疾病。臨床研究中常常發現，某些突發事件、家庭和

工作公司人際關係的緊張、工作壓力增加等導致的疲勞、焦慮和心情憂鬱，可使潰瘍病發生率明顯升高。功能性消化不良患者的發病也常常與情緒變化有關。神經性嘔吐也說明情緒變化可影響胃腸功能。當然其他精神刺激也可導致神經性嘔吐。值得指出的是，某些非科學性誤導和醫務人員的不當解釋也常常會加重或誘導胃腸疾病。如對某些所謂的癌前病變的錯誤解釋和過分誇張，常常使許多患者感到恐懼，終日惶惶不安，多方奔走求醫，甚至不聽其他醫務人員的正確、合理的解釋，最終導致其胃腸道疾病的症狀加重，甚至無藥可治。因此，**為了身體健康，更為提高生命的品質，我們一定要保持一顆平常心，不大喜大悲。**

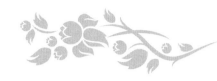

# 第二章

# 偏頗體質，調理好脾胃讓你活百歲

· · · · · · · · · · · · · · · · · · · · · · · · · · · ·

　　人的體質分為平和質、氣虛質、陽虛質、陰虛質、痰濕質、濕熱質、瘀血質、氣鬱質、特稟質9種基本體質類型。而這9種體質類型當中，除了平和體質之外，其他的8種都是偏頗體質。體質出現了偏頗，那疾病也就離人體不遠了。為了能有效地「治未病」，我們要學會了解自己的身體，辨清自己屬於哪種體質，從而調理偏頗體質，將疾病控制在未發狀態中。

# 第一節
## 陽虛體質，養好脾胃讓你陽氣長旺

總體特徵：陽氣不足，畏寒怕冷、手足不溫等。

形體特徵：肌肉鬆軟不實。

常見表現：平素畏冷，手足不溫，喜熱飲食，精神不振，舌淡胖嫩，脈沉遲。

心理特徵：性格多沉靜，內向。

發病傾向：易患痰飲、腫脹、泄瀉等病。

對外界環境適應能力：耐夏不耐冬；易感風、寒、濕邪。

### 畏寒怕冷，幫你辨清陽虛體質

曾經有這樣一位患者，她年紀輕輕，只有二十來歲，但卻非常怕冷，別人穿毛衣時，她已經穿上羽絨衣了，別人早已脫掉厚厚的冬衣、換上春裝的時候，她還遲遲不敢脫掉厚厚的毛衣。即使是在炎熱的夏天，她都穿得比一般人多。她的手好像總是冰涼冰涼的，從來都沒有暖和的時候。她說她一受涼或不慎吃了一點冷的東西，肚子就會發脹，而且，總是感到全身無力。這種情況已經延續了好幾年了，她很苦惱，雖然不至於要命，但身體狀況一直不怎麼好。經過細緻的診斷，可以斷定她是陽虛體質。

陽虛體質是由於體內陽氣不足，不能充分發揮其溫煦、激發、推動作用，而使身體出現虛寒現象、使臟腑功能低下的一種體質狀態。所謂「陽氣」，是受於父母的先天之氣和後天的呼吸之氣，以及脾胃運化而來的水穀之氣結合而成。它具有溫養全身組織、維護臟腑功能的作用。體內陽氣不足就會出現生理活動

減弱和衰退，導致身體禦寒能力下降。所以，中醫有「陽虛生外寒」之說，意思是在火力不夠的情況下，身體就會出現畏寒怕冷的現象，一有點涼風襲過，身體馬上就有反應，且「手冷過肘，足冷過膝」。當然，假如只是冬天怕冷也不一定就是陽虛體質，這一點要跟陽虛體質的表現區分開。

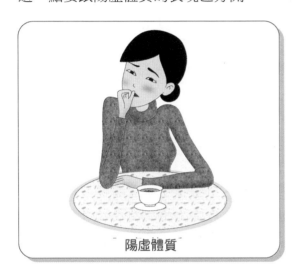

陽虛體質

陽虛體質就是由於體內陽氣不足，不能充分發揮其溫煦、激發、推動作用，而使身體出現虛寒現象，使臟腑功能低下的一種體質狀態。

當身體出現陽虛症狀的時候，最容易得的就是關節病變，就是我們常說的風濕性關節炎、類風濕性關節炎、關節退行性改變等。除了關節性病變外，人體陽氣虛弱具體還有以下病症。

## ❶脾胃虛寒證

半數以上陽虛體質會出現脾胃功能的異常，表現為對寒涼食物畏懼，或稍食用則出現胃痛，平時易於腹脹、腹瀉、消化不良，或具有堵塞感，或呃逆、泛酸等。

## ❷面色青黑，出現色斑、褐斑

陽虛導致寒邪內盛，影響血液的運行，則表現為面色黯黑、

青灰，有的表現為下眼瞼發黑，有的在兩顴、眼瞼周圍、口角部出現點狀或片狀褐斑等。

### ❸失眠、煩躁或嗜睡

人體陽氣的正常循環，是白天行於表、行於經，晚上行於裡、行於五臟。行於表則人精神百倍，精力充沛；行於五臟則人進入睡眠狀態。如果陽氣極度虛弱，不能維繫正常的循行，就會表現出白天精神委頓、疲憊，晚間煩躁不安、難以入睡的情況。

### ❹過敏性鼻炎，甚至哮喘

很多人陽虛的症狀是以過敏性鼻炎表現出來的，這些人在早晨起床後一開窗，或一出門，或天氣稍有變涼，吹一下涼風都會出現類似感冒的症狀，如鼻塞、打噴嚏、流清涕等，嚴重的可以發展成哮喘。這種過敏性鼻炎，實際上是人體陽氣虛的表現之一，具體是肺陽虛所致，因為肺開竅於鼻，透過溫補肺陽，就可以得到很好的改善。

### ❺腰部痠痛不適或發冷

《內經》認為，「腰為腎之府」，腰的感覺是判斷「腎」陽充足與否的「風向球」，大多數腎陽虛患者都會有腰痛欲折、腰部痠軟或腰部發涼的症狀，女性在月經期這些症狀尤為明顯。

### ❻背部發涼、發緊

背部是人體陽經會聚的部位，總體統率人體陽氣的督脈就行於背部脊柱之內，足太陽經也分布在脊柱兩側。同時，人體從部位上分陰陽，則上為陽，下為陰；背為陽，腹為陰。因此，背部是集中展現人體陽氣狀況的部位。如果一個人背部發涼，是陽氣開始虧虛的表現；如果背部如負冰塊一樣，或夜間背上冷汗淋

漓，則是陽氣已經大虛的徵象，出現這個症狀，往往身體已經出現了很多部位的寒涼證，諸如易於胃痛、手足關節疼痛、心悸、失眠等。

### ❼女性生殖系統疾病

主要表現為月經紊亂，可出現劇烈的痛經，或月經延期，或月經量少，或顏色發黑，或血崩。有些女性在懷孕之後則出現流產或胎停孕的現象。宮寒的患者往往會精神疲憊，面色蒼老，看上去常比同齡人老上10歲左右。白帶量多而清稀。因此，陽虛體質的女性，最容易出現子宮肌瘤、卵巢囊腫、子宮內膜異位症等病。

### ❽男性性功能減退

男性陽虛體質多數均會出現性功能減退的情況，有的在三十多歲就出現陽痿、早洩等，伴有易於疲勞、腰膝痠軟、精力不足、脫髮、失眠等徵象。

### ❾神經性頭痛

《內經》說：「清陽出上竅」，依靠陽氣的溫養，頭面七竅才能目能視物，耳能聽聲，思維敏捷，頭目清醒。當陽氣虛而不能溫養頭目時，陰濁之氣就像天空中的陰霾一樣充斥著，人就會有昏沉不清，甚則頭痛的症狀。這種陽虛性頭痛，常在勞累、失眠後加重，因為無論是勞累過度還是失眠，皆會進一步耗傷人體的陽氣，使本來不多的陽氣更虛，而出現頭面失養的表現。

## 附：中醫體質分類與判定自測表—陽虛體質

請根據近一年的體驗和感覺，回答以下問題：

| (1) 您手腳發涼嗎？ | | | | |
|---|---|---|---|---|
| 沒有（1分） | 很少（2分） | 有時（3分） | 經常（4分） | 總是（5分） |
| (2) 您胃脘部、背部或腰膝部怕冷嗎？ | | | | |
| 沒有（1分） | 很少（2分） | 有時（3分） | 經常（4分） | 總是（5分） |
| (3) 您感到怕冷、衣服比別人穿得多嗎？ | | | | |
| 沒有（1分） | 很少（2分） | 有時（3分） | 經常（4分） | 總是（5分） |
| (4) 您比一般人耐受不了寒冷（冬天的寒冷，夏天的冷空調、電扇等）嗎？ | | | | |
| 沒有（1分） | 很少（2分） | 有時（3分） | 經常（4分） | 總是（5分） |
| (5) 您比別人容易患感冒嗎？ | | | | |
| 沒有（1分） | 很少（2分） | 有時（3分） | 經常（4分） | 總是（5分） |
| (6) 您吃（喝）涼的東西會感到不舒服或怕吃（喝）涼東西嗎？ | | | | |
| 沒有（1分） | 很少（2分） | 有時（3分） | 經常（4分） | 總是（5分） |
| (7) 你受涼或吃（喝）涼的東西後，容易腹瀉（拉肚子）嗎？ | | | | |
| 沒有（1分） | 很少（2分） | 有時（3分） | 經常（4分） | 總是（5分） |

計分方法：

❶**原始分**：簡單求和法。原始分數=各個條目的分值相加。

❷**轉化分數**：0～100分。轉化分數=（原始分－7）/28×100

❸**判定標準**：陽虛質轉化分≥40分，判定為「是」；轉化分為30～39分，判定為「傾向是」；轉化分＜30分，判定為「否」。

❹**判斷結果**：□是 □傾向是 □否

## 飲食調養：多吃熱食，少吃冷寒

為了補充身體的熱量與陽氣，陽虛體質者平時要少吃寒涼、冰凍食品，如西瓜、冰淇淋、冰鎮飲料等，多吃具有壯陽作用的食物。

❶羊肉：性溫，味甘，為溫補佳品，有溫中暖下、益氣補虛的作用。陽虛之人宜在秋冬以後常食之，可以收到助元陽、補精血、益虛勞的溫補強壯效果。

❷乾薑：性溫，味辛，將生薑曬乾或烘乾後即為乾薑。生薑偏於散寒，乾薑更有溫中回陽，尤其是有溫暖脾陽的作用。凡陽虛怕冷、脘腹冷痛、四肢不溫者皆宜用之。

❸胡椒：性熱，味辛。凡胃冷嘔逆、心腹冷痛、大腸虛寒、四肢如冰等，誠為要品。陽虛之人，寒邪易犯，故食之亦宜。

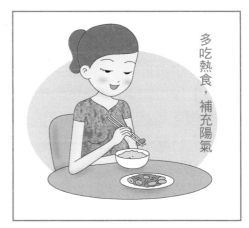

陽虛體質的人平時要多食用具有壯陽作用的食物，以補充身體的熱量與陽氣。

❹肉桂：性熱，味辛甘，是最為常用的調味食品，有補元陽、暖脾胃、通血脈、散寒氣的功用。凡陽虛怕冷、四肢不溫、腰膝冷痛之人，最宜食之。

❺荔枝：性溫，味甘酸，為一種溫補果品。暖補脾精，溫滋肝血。陽虛又兼氣血不足之人，宜經常吃些荔枝。

❻茴香：性溫，味甘辛。有大茴香與小茴香之分，兩者均有溫陽補火與散寒理氣作用。陽虛火衰和寒凝氣滯者，食之皆宜。

❼肉蓯蓉：性溫，味甘酸鹹，有溫補腎陽的作用，中醫多用

以治療陽虛便祕，或陽虛怕冷、腰膝冷痛。陽虛之人，可常用肉蓯蓉同山藥、羊肉做羹服食。

❽**冬蟲夏草**：善壯命門之火，益精髓，補肺氣，故陽虛體弱者食之最宜。

❾**鹿肉**：性溫，味甘，為溫補性食品。中老年人陽虛怕冷、四肢欠溫者，食之尤宜。鹿腎、鹿胎，功同鹿肉，陽虛之人食之亦宜。

此外，羊骨、海蝦、淡菜、韭菜、鮮生薑、大蔥、丁香、豆蔻、桂圓等，陽虛體質之人皆可食用。

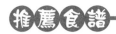

### 砂仁胡椒肚

【原料】砂仁20克，豬肚1000克，胡椒粉、辣椒油各適量。

【作法】將豬肚放入沸水中焯透，去內膜，備用。清湯倒入鍋中，放入豬肚，加生薑同煮，熟後撈出晾涼，切片。砂仁研末，與胡椒粉調勻，再加辣椒油少許，與熟肚片拌勻即可。

【功效】補脾壯陽。治療脾陽不足、食欲不振及胃寒引起的脘腹痛。胃火重者禁用。

### 杜仲腰花

【原料】豬腰2個，炒黑杜仲25克，植物油1大匙，蔥、薑、鹽各適量。

【作法】豬腰剖開，剔除騷味後，入清水中浸泡；杜仲加兩碗半水煮20分鐘後瀝汁，大匙油（麻油或菜子油）爆香蔥、薑，下腰花炒勻，淋入杜仲水及少許鹽，燒開即可。

【功效】滋補脾腎。對腰虛無力、眩暈、尿頻等症均有效用，產婦坐月子食用此膳可防日後腰酸背痛。

### 核桃仁炒韭菜

【原料】韭菜100克，核桃2個，植物油、調味料各適量。

【作法】核桃仁切厚片，韭菜洗淨切斷；核桃仁用花生油炸

熟，撈出備用；炒鍋放大火上，倒入花生油，等燒熱後倒入韭菜加調味料急炒，倒入核桃仁拌勻、調味即可食用。

【功效】核桃仁，性溫味甘，有補腎養血、潤腸、止帶功能；與韭菜合用，有補脾壯陽、補腎固精之效。非常適合陽虛者食用。

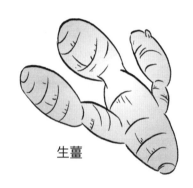

生薑

### 🥣 當歸生薑羊肉湯

【原料】羊腿肉500克，當歸90克，生薑100克，低納鹽10克，黃酒20CC。

【作法】將羊腿肉洗乾淨，放入沸水鍋內煮淨血水，撈出洗淨血沫，改刀切成1公分方丁；薑洗淨切片；當歸切片。把鍋置火上，加水約2000CC，放入羊肉丁、薑片、當歸、黃酒，大火燒開，撇去浮沫，改小火煮30分鐘左右，放入低納鹽，再煮10分鐘左右；待羊肉熟爛時放入調好口味即成。

【功效】溫中補血，祛寒止痛。特別適宜陽虛體質者冬季食用。

## 藥物調養：金匱腎氣丸，理中湯

陽虛體質常用的中藥有鹿茸、海狗腎、蛤蚧、冬蟲夏草、巴戟天、淫羊藿、仙茅、肉蓯蓉、補骨脂、胡桃、杜仲、續斷、菟絲子、山藥、肉桂等。將其作為作料製成藥膳，或搭配起來代茶飲用，補陽祛寒、溫養脾腎的效果十分顯著。

下面就來介紹針對脾陽虛的調理方。

### 🥣 金匱腎氣丸

【來源】《金匱要略》。

【組成】乾地黃，山藥，山茱萸（酒炙），牡丹皮，澤

瀉，桂枝，炮附子，牛膝（去頭），車前子（鹽炙）。

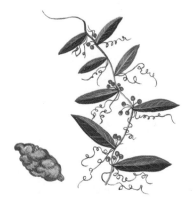

茯苓

【作法】上八味，研末，蜂蜜為丸，梧子大，酒下15丸，加至25丸。每日20～25粒（4～5克），每日兩次。

【主治】主治腎陽不足、腰痠腳軟、下半身常有冷感、少腹拘急、小便不利或小便反多、尺脈沉細、舌質薄白不燥，以及腳氣、痰飲、消渴、轉胞等證。

【禁忌】孕婦禁服。

【注意事項】忌房欲、氣惱；忌食生冷食物。金匱腎氣丸作為溫補腎陽的藥物，服用時應在飯前後相隔1小時左右，服用療程一般為1個月。

## 理中湯

【來源】《傷寒論》。

【組成】人參6克（現用黨參），乾薑9克，炙甘草6克，白朮12克。

【作法】上藥切碎。用水1600CC，煮取600CC，去滓，每次溫服200CC，日三服。服湯後，如食頃，飲熱粥200CC左右，微自溫，勿揭衣被。

【加減】如泄瀉較頻，方中白朮改用土炒，以增加澀腸止瀉的作用。如虛寒較甚，而見面色蒼白，手足不溫，或昏睡露睛，可加熟附子，以加強溫陽祛寒之力，名附子理中丸，或再加肉桂，名附桂理中丸，其補陽祛寒之力更大。

【主治】脾胃虛寒證，自利不渴，嘔吐腹痛，腹滿不食及中寒霍亂，陽虛失血，如吐血、便血或崩漏，胸痺虛證，胸痛徹背，倦怠少氣，四肢不溫。現用於急慢性胃炎、胃竇炎、潰瘍病、胃下垂、慢性肝炎等屬脾胃虛寒者。

# 四季調養：嚴冬避寒，春夏培補陽氣

陽虛體質的人，適應氣候的能力差，多怕寒喜暖，耐春夏不耐秋冬。所以陽虛體質者冬季要避寒就溫，適時增減衣服。身體允許的話，要增加戶外活動，令身體與自然直接接觸，陽氣就被調動起來走肌表，行使衛外功能，可以增加抗寒的能力。但冬天應特別重視環境調攝，外出鍛鍊要選擇陽光比較好的天氣，避免在大霧、大風、嚴寒、大雪天進行戶外運動，以免感受濕邪耗損陽氣。

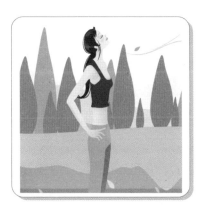

陽虛體質的人，適應氣候的能力差，多怕寒喜暖，耐春夏不耐秋冬。

為了培補陽氣，陽虛體質者在春、夏季要多曬太陽，做到「無厭於日」，每次不得少於15分鐘。注意：在曬太陽的時候做一些防護，比如避開豔陽高照的正午時段，在曬太陽之前塗抹防曬霜等。此外，夏季容易多汗，日常中應少做一些重體力工作、少進行一些強度大的運動，盡量避免大汗淋漓的現象發生。

## 溫馨提醒

有的人在夏季的時候喜歡在地板上或者露天的屋頂上鋪一床涼席就寢，這樣極不利於陽氣的固護，很容易使體質偏頗成陽虛。並且，虛邪賊風也很容易乘機侵入人體而使人致病。

# 第二節
# 陰虛體質，養好脾胃讓你滋潤津生

形體特徵：形體瘦長。

常見表現：皮膚乾燥，面頰潮紅或偏紅，常感到手腳心發熱，口乾咽燥，容易失眠，經常大便乾結。

心理特徵：性情急躁，活潑好動。

發病傾向：易患咳嗽、糖尿病、閉經等症。

對外界環境適應能力：耐受冬季，不耐暑熱乾燥。

## 津液無法上承，幫你辨清陰虛體質

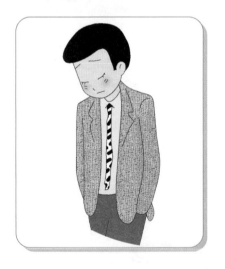

　　有這樣一位患者，他三十來歲，正是衝刺事業的年齡，而他卻一副弱不禁風的樣子。他說他便祕都四、五年了，喝多少水也沒用，平時還總口腔潰瘍，不想吃飯，常腹脹，一有不順心的事就煩躁、發脾氣。問我這是怎麼回事。經過大致觀察，我斷定他是陰虛體質，於是建議他多吃一些去火的食物，並要善於控制自己的情緒，做到心靜如水，果然，他的症狀慢慢得以緩解。

　　陰虛體質是由於體內津液、精血等陰液虧少，人體陰液不足，滋潤、制約陽熱的功能減退，致使陰不制陽，而出現燥、熱

**等陰虛內熱表現**。所謂「陰」，是指體內的體液，包括血液、唾液、淚水、精液、內分泌及油脂分泌等。體內的體液不足，機體就會失去相應的濡潤滋養，所以陰虛體質的人表現出陰虛內熱、陰虛陽亢、一派乾燥不潤的徵象，比如消瘦、面色偏紅、口乾舌燥、喝水多但還是口渴等症狀。陰虛的人還會「五心煩熱」：手心、腳心、胸中發熱，但是體溫正常。為什麼叫煩熱？因為熱得心煩不安，甚至影響到工作、思考、課業、睡眠。若長期受情緒影響，容易心煩，或壓抑而又敏感，以致情緒壓抑間夾瘀血傾向，便易患腫瘤。

這裡我們打個比方：如果我們將人體比作大自然的話，津液就好比江河中的水。江河中的水少了，那麼船隻就得擱淺，就行駛不了了。土地得不到水的滋養，就會龜裂，植物也不能生長，樹木乾枯了，草木枯萎了。那麼再回到人體上來，精血津液少了，經過我們五臟六腑的時候，滋養也就少了，就會影響五臟六腑，各個地方都可能會出現相應的疾病。如津液不能輸於體表，皮膚就會乾燥，甚至有些人皮膚會乾燥得出血；津液不能上承，口裡得不到滋潤，就口乾舌燥。此外，如果身體出現了不明腫塊、硬結或不明原因的發熱、便血、尿血等症狀，也有可能是津液變少所致，要給予高度注意，及時去醫院檢查身體。

# 附：中醫體質分類與判定自測表—陰虛體質

請根據近一年的體驗和感覺，回答以下問題：

| (1) 您感到手腳心發熱嗎？ | | | | |
|---|---|---|---|---|
| 沒有（1分） | 很少（2分） | 有時（3分） | 經常（4分） | 總是（5分） |
| (2) 您感覺身體、臉上發熱嗎？ | | | | |
| 沒有（1分） | 很少（2分） | 有時（3分） | 經常（4分） | 總是（5分） |
| (3) 您口唇乾嗎？ | | | | |
| 沒有（1分） | 很少（2分） | 有時（3分） | 經常（4分） | 總是（5分） |
| (4) 您口唇的顏色比一般人紅嗎？ | | | | |
| 沒有（1分） | 很少（2分） | 有時（3分） | 經常（4分） | 總是（5分） |
| (5) 您容易便祕或大便乾燥嗎？ | | | | |
| 沒有（1分） | 很少（2分） | 有時（3分） | 經常（4分） | 總是（5分） |
| (6) 您面部兩頰潮紅或偏紅嗎？ | | | | |
| 沒有（1分） | 很少（2分） | 有時（3分） | 經常（4分） | 總是（5分） |
| (7) 您感到眼睛乾澀嗎？ | | | | |
| 沒有（1分） | 很少（2分） | 有時（3分） | 經常（4分） | 總是（5分） |
| (8) 您感到口乾舌燥、總是想喝水嗎？ | | | | |
| 沒有（1分） | 很少（2分） | 有時（3分） | 經常（4分） | 總是（5分） |

計分方法：

❶原始分：簡單求和法。原始分數=各個條目的分值相加。

❷轉化分數：0～100分。轉化分數=（原始分－8）/32×100

❸判定標準：陰虛質轉化分≥40分，判定為「是」；轉化分為30～39分，判定為「傾向是」；轉化分<30分，判定為「否」。

❹判斷結果：□是□傾向是□否

# 飲食調養：海參、百合，滋陰養肝

凡陰虛體質者，宜多吃些清補類食物，宜食甘涼滋潤、生津養陰的食品，如芝麻、糯米、蜂蜜、乳品、甘蔗、蔬菜、水果、豆腐、魚類等清淡食物，還可食用燕窩、銀耳、海參、淡菜（孔雀蛤）、鱉肉、蟹肉、冬蟲夏草、老公鴨等。對於辛辣燥烈之品，如蔥、薑、蒜、韭、薤（ㄒㄧㄝˋ）、椒等要少吃。

陰虛之人要適量多吃下列食品：

**❶豬肉**：性平，味甘鹹，有滋陰和潤燥的作用，所以也適宜陰虛體質者食用。

**❷鴨肉**：性平，味甘鹹，能滋陰養胃，是最理想的清補之物，陰虛體質者宜食之。

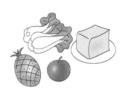

凡陰虛體質者，宜多吃些清補類的食物，宜食甘涼滋潤、生津養陰的食品，如芝麻、糯米、蜂蜜、乳製品、甘蔗、水果、豆腐、魚類等清淡食物。

**❸甲魚**：性平，味甘，有滋陰涼血作用，為清補佳品，對陰虛之人，食之最宜。並且甲魚對陰虛血熱或陰虛火旺、虛勞骨蒸者，更為適宜。甲魚的背殼，又稱鱉甲，也有滋陰補血作用，陰虛之人食之亦宜。

**❹海參**：有滋陰、補血、益精、潤燥的作用。海參是一種高蛋白低脂肪的海味珍品，既能補益，又能滋陰，陰虛體質者宜常食之。

**❺干貝**：又稱江瑤柱、馬甲柱，為一種海鮮食品。性平，味甘鹹，能滋陰補腎。干貝肉質細嫩，味道鮮美，屬高蛋白食品，故陰虛之人宜常用干貝燉湯，最為有益。

**❻蛤蜊**：性寒，味鹹，能滋陰、化痰、軟堅。陰虛體質或陰虛患者，包括糖尿病、乾燥綜合症、結核病以及腫瘤病等患者，食之頗宜。

**❼蚌肉**：含有豐富的蛋白質和維生素，有滋陰、清熱、明目

的功效。陰虛之人常用蚌肉煨湯食用，最為適宜。

❽烏賊：性平，味鹹，既能補血，又善滋陰。肝腎陰虛者，食之最宜。

❾梨：有生津、潤燥、清熱的作用，對肺陰虛，或熱病後陰傷者最宜。

❿桑葚：性寒，味甘，有滋陰補血之功，最能補肝腎之陰。尤其是肝腎陰虛體質之人出現消渴、目暗、耳鳴者，食之最宜。

⓫枸杞：性平，味甘，有滋陰益壽之功，尤其是對肝腎陰虛的腰膝痠軟、頭暈目眩、視物昏花、耳鳴耳聾，或是肺陰虛的結核病盜汗、虛勞咳嗽，糖尿病的陰虛消渴等，食之更佳。

⓬燕窩：性平，味甘，有補氣陰的功用，尤其能益肺陰，為清補佳品。凡陰虛體質，尤其是肺陰虛者，如支氣管擴張、肺結核、老年慢性支氣管炎等患者，最宜食之。

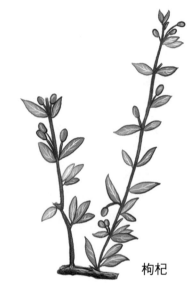

枸杞

⓭銀耳：性平，味甘淡，有滋陰養胃、生津潤燥的作用。銀耳含有豐富的膠質、多種維生素和17種胺基酸、銀耳多醣和蛋白質等營養物質，為民間最常用的清補食品，尤其是對肺陰虛和胃陰虛者，最為適宜。

⓮西洋參：性涼，味甘微苦，能益氣養陰，對氣陰兩傷之人最宜。

⓯阿膠：性平，味甘，既能補血，又能滋陰。肺腎陰虛之人，食之尤宜。

## 沙參山藥粥

【原料】沙參、山藥、蓮子、葡萄乾各20克，白米50克，糖適量。

【作法】先將山藥切成小片，與蓮子、沙參一起泡透後，再加入所有材料，放入砂鍋內加水用火煮沸後，再用小火熬成粥。

【功效】益氣養陰，健脾養胃，清心安神。

## 沙參老鴨湯

【原料】老鴨1隻，沙參50克，油、料理酒、調味料各適量。

【作法】老鴨剁塊，過水，油鍋爆炒入料理酒，炒出香味，將浸泡好的沙參，入淨布包起，放入砂鍋內同老鴨一同小火微燉，直至酥軟，加入調料上桌即可食之。

【功效】益氣養陰，補中安臟，清火解熱。

## 養陰祛濕消暑湯

【原料】白扁豆、紅豆、生熟薏仁、沙參、生白朮、蓮子各30克，鹽適量。

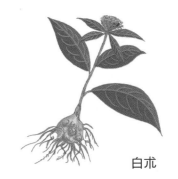

白朮

【作法】將上述材料加入砂鍋內，加開水10碗慢火燉約2小時，加瘦肉類燉亦宜，用鹽調味食用。

【功效】養陰清熱，祛暑利濕。

## 山藥燉兔肉

【原料】鮮山藥150克，兔肉120克，蔥、薑各10克，五香粉、低納鹽各3克，料理酒15CC，花生油40CC。

【作法】將鮮山藥去皮、洗淨，切小塊；薑、蔥洗淨，薑切片，蔥切段；兔肉切小塊。先把油在鍋中燒成六分熟，放入兔肉塊，用大火燒至兔肉變色；再入山藥塊、薑、蔥同

炒，加清湯、五香粉、料理酒，以小火燒煮，肉熟山藥變軟後，加入低納鹽調味即可。

【功效】養陰生津，潤腸通便。適用於陰虛津液不足之大便祕結、消渴者食用。

## 藥物調養：四君子湯、參苓白朮散

陰虛體質常用的補陰中藥有：海參、百合、麥冬、天冬、石斛、玉竹、黃精、明黨參、枸杞、墨旱蓮、女貞子、五味子、龜甲、鱉甲、燕窩、雞子黃等。運用這些中藥，可以製成養陰潤燥的藥茶或藥飲，以改善一些陰虛的症狀。

### 脾陰虛

【症狀表現】：納少，口淡乏味，食後作脹，消瘦倦乏，涎少唇乾，五心煩熱，大便乾結，尿短赤，舌紅乾苔少或光剝，脈細數或細澀。

【病因】：勞倦過度，營養不足等。

【調理方劑】：四君子湯加減。

### 胃陽虛

【症狀表現】：胃脘隱痛，饑不欲食，口乾舌燥，大便乾結，或脘痞不舒，或乾嘔見逆，舌紅少津，脈細數。

【病因】：吐瀉太過，傷津耗液，過食辛辣等。

【調理方劑】：參苓白朮散。

### 四君子湯

【來源】《太平惠民和劑局方》。

【組成】人參9克，白朮9克，茯苓9克，炙甘草6克。

【作法】水煎服。

【加減】若嘔吐者，加半夏以降逆止嘔；胸膈痞滿者，加枳殼、陳皮以行氣寬胸；心悸失眠者，加酸棗仁以寧心安神；

兼畏寒肢冷、脘腹疼痛者，加乾薑、附子以溫中袪寒。

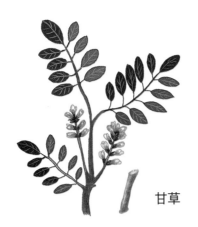
甘草

【主治】益氣健脾。適用於脾胃氣虛證，症見面色萎白、語聲低微、氣短乏力、食少便溏、舌淡苔白、脈虛弱。

### 參苓白朮散

【來源】《太平惠民和劑局方》。

【組成】蓮子肉500克，薏仁500克，砂仁500克，桔梗500克，白扁豆750克，白茯苓1000克，人參1000克，炙甘草1000克，白朮1000克，山藥1000克。

【作法】研為細末。每服6克，棗湯調下。小兒量歲數加減服之。

【主治】益氣健脾，滲濕止瀉。適用於脾虛濕盛證，症見飲食不化、胸脘痞悶、腸鳴泄瀉、四肢乏力、形體消瘦、面色萎黃、舌淡苔白膩、脈虛緩。

**溫馨提醒**

　　陰虛體質者若感覺煩躁易怒、兩目乾澀、視物模糊，可用菊花6克，枸杞3克，決明子3克，每日沸水沖泡代茶飲用。若有口燥咽乾、咳痰帶血、皮膚乾燥，可用百合6克，麥冬6克，枸杞3克，黃精3克，沸水沖泡代茶飲用。若感到心悸心慌、氣短煩渴，可用黨參9克，五味子3克，麥冬6克，沸水沖泡代茶飲用。

# 四季調養：春夏防燥，秋冬養陰

　　春季萬物生發，陰虛體質者隨之虛火上升，易引起口腔潰瘍、失眠、目赤等，這時候應該注意吃些清虛火、滋陰潤燥的食物。

　　夏季氣候炎熱，陰虛體質者應避免烈日照曬，避免大汗淋漓的現象出現。飲食方面，可以適當吃些西洋參、生脈飲等中藥，以及酸梅湯、西瓜等飲料、水果。

　　秋季氣候乾燥，陰虛體質者應將「滋陰潤肺、通腸潤燥」列為重點。因為人體中，肺為水上之源，腎為水下之源。水源不足則會造成陰虛，而陰虛體質者肺腎兩臟都相對虛弱，因此，秋季應多吃些水分多、滋陰潤燥功能的藥物或水果，如沙參、麥冬、玉竹、百合、銀耳、雪梨等；多喝粥類以及蜂蜜水等，以避免肺燥，潤腸通便，使肺的肅降功能發揮正常，使腎臟得到水分補充。

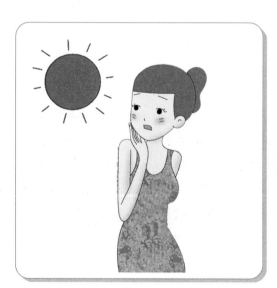

夏季應應避免烈日曝曬，避免大汗淋漓的現象出現，以免傷陰。

陰虛體質的人相對耐寒，但是陰虛是其根柢，虛火是表象，過於忍受寒冷則會耗傷陽氣。因此，冬季也應注意保暖，著衣被以不出汗為準。冬季養陰，還應以固藏陰精為主，多做室內運動，適當延長睡眠時間，飲食宜溫熱健脾，男子應節制房事，防止房勞太過耗傷真精。冬季也應控制精神的平靜，保持心理的平和與滿足，不宜起伏過大。

# 第三節
## 氣虛體質，養好脾胃讓你氣足神旺

形體特徵：肌肉鬆軟不實。

常見表現：平素語音低弱，氣短懶言，容易疲乏，精神不振，易出汗，舌淡紅，舌邊有齒痕，脈弱。

心理特徵：性格內向，不喜冒險。

發病傾向：易患感冒、內臟下垂等病；病後康復緩慢。

對外界環境適應能力：不耐受風、寒、暑、濕邪。

### 上氣不接下氣，幫你辨清氣虛體質

梁豔如和丈夫經營著一家公司，平時工作很忙，懶得運動，即使偶爾去一次健身房，也是不到一會兒就大汗淋漓，氣喘吁吁，最後不得不離開健身房回家休息。並且，每次流感來襲，她是必逃不掉的。這一點也早已給她的工作帶來了麻煩：一感冒就要打點滴的她不得不在病好之後加班趕工作。最近一段時間，梁豔如總感覺渾身無力，飯也不想吃，話也不想說，甚至嘴都懶得張。

眼看公司月會到了，雖然身體不適，她還是堅持參加月會。可在會議報告中，她說話有氣無力，幾次都因為氣喘不上來而中斷講話。大家心裡都猜測：老闆娘這是怎麼了，為什麼不像以前那樣乾脆俐落了呢？大家不解。梁女士也是很著急，怪自己沒有早去看醫生。

在中醫看來，梁豔如屬於典型的氣虛體質。氣虛體質是指以氣的虧虛為主的一種體質類型。所謂「氣」，是構成和維持人

體生命活動的最基本物質。人體的「氣」，其來源於父母先天之精氣、飲食中的水穀精微之氣和自然界之清氣，透過肺、脾、胃和腎等臟腑的生理功能的綜合作用而生成。人體體內存在著很多種「氣」，有元氣、宗氣、營氣、衛氣、精氣……五臟六腑之氣等，它們是生命的能量，對人體發揮推動、溫煦、防禦、固攝和氣化的作用。

如果氣虛，身體就會出現許多相應的症狀：若腎氣不足，氣就不能向上貫注於喉，說話聲音就會輕微，而且說不上幾句就氣喘吁吁，甚至到最後都沒聲了；脾氣不足，則全身肌肉無力，就像梁女士那樣整天都想躺在床上休息；心氣不足，心跳就失去了秩序，偶爾就會出現心跳加速的現象；衛氣不足，就好像防毒軟體的防火牆沒有裝，病毒不停地入侵，最終導致網路癱瘓；反映在身體上，就會反覆感冒，且多半都會表現出一種持續低熱的症狀，不會高熱，感覺也不是很嚴重，最多是咳嗽、打噴嚏、流鼻涕、沒有食欲、活動怕累。但會持續很長時間，幾星期不好；或者剛好一陣，淋了場小雨，就又病了。

氣虛體質的形成，大多數都是因為先天稟賦不足造成的。先天稟賦又受父母的體質及孕婦在懷孕階段的體質狀況等因素影響，若父母的體質虛弱或者孕婦在懷孕階段沒有很好地補充營養，就有可能造成孩子中氣不

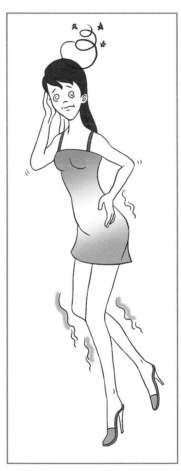

氣虛體質是一身之氣不足，以氣息低弱，臟腑功能狀態低下為主要特徵的體質狀態。

足，孩子出生後就會出現氣虛的體質。

　　此外，久病、過勞、安逸，也會「耗」掉元氣，同樣，過於安逸同樣也會傷氣。比如有的人喜歡在床上躺著：看電視啊，看書啊，或者有的人就是懶，純粹就什麼都不想做，就想在床上躺著享受安逸的生活。

　　《黃帝內經》中提到的「久臥傷氣」，就是說長期臥床，同樣會耗傷元氣。總躺臥在床上，就缺乏了活動，而氣是運動的，不是待在身體某一處不動的，而人不動，氣的活動就受到了限制。在五臟中，脾位於身體的中部，是氣機升降的樞紐，又脾主四肢，若四肢不活動，首先就會影響到脾的健運。而只是賴在床上的人肯定沒有食欲，不想吃飯，這樣人體沒有水穀精微的吸收，當然脾就沒有了化生精氣的物質，也就沒有辦法調控氣機的升降了，漸漸地，人體也就出現了氣虛的症狀。

## 附：中醫體質分類與判定自測表—氣虛體質

請根據近一年的體驗和感覺，回答以下問題：

| （1）您容易疲乏嗎？ | | | | |
|---|---|---|---|---|
| 沒有（1分） | 很少（2分） | 有時（3分） | 經常（4分） | 總是（5分） |
| （2）您容易氣短（呼吸短促，接不上氣）嗎？ | | | | |
| 沒有（1分） | 很少（2分） | 有時（3分） | 經常（4分） | 總是（5分） |
| （3）您容易心慌嗎？ | | | | |
| 沒有（1分） | 很少（2分） | 有時（3分） | 經常（4分） | 總是（5分） |
| （4）您容易頭暈或站起時暈眩嗎？ | | | | |
| 沒有（1分） | 很少（2分） | 有時（3分） | 經常（4分） | 總是（5分） |
| （5）您比別人容易患感冒嗎？ | | | | |
| 沒有（1分） | 很少（2分） | 有時（3分） | 經常（4分） | 總是（5分） |
| （6）您喜歡安靜、懶得說話嗎？ | | | | |
| 沒有（1分） | 很少（2分） | 有時（3分） | 經常（4分） | 總是（5分） |
| （7）您說話聲音低弱無力嗎？ | | | | |
| 沒有（1分） | 很少（2分） | 有時（3分） | 經常（4分） | 總是（5分） |
| （8）您活動量稍大就容易出虛汗嗎？ | | | | |
| 沒有（1分） | 很少（2分） | 有時（3分） | 經常（4分） | 總是（5分） |

計分方法：

❶原始分：簡單求和法。原始分數=各個條目的分值相加。

❷轉化分數：0～100分。轉化分數=（原始分-8）/32×100

❸判定標準：氣虛質轉化分≥40分，判定為「是」；轉化分為30～39分，判定為「傾向是」；轉化分＜30分，判定為「否」。

❹判斷結果：□是□傾向是□否

## 飲食調養：紅棗、小米，健脾益氣

　　對於氣虛體質者，可以透過飲食的方法進行調解。一般來說，應選擇補氣的食品，如小米、莜（ㄧㄡˊ）麵（用燕麥做的麵條）、扁豆、花椰菜、胡蘿蔔、香菇、豆腐、馬鈴薯、番薯、牛肉、兔肉、豬肚、雞肉、雞蛋、鯊魚、黃魚、比目魚等。

　　此外，下面這些食物也有很好的健脾益氣的作用：

**❶白米**：性平，味甘，能補中益氣。氣虛者宜常食之。

**❷牛肉**：性平，味甘，有益氣血、補脾胃、強筋骨的作用。牛肉補氣之力尤為顯著，故氣虛者宜常食之。

**❸雞肉**：性溫，味甘，有溫中、益氣、補精、養血的功效。無論氣虛、血虛、腎虛，皆宜食之。民間對氣虛之人，有用黃耆燉老母雞的習慣，更能增加補氣作用。

**❹鰱魚**：性溫，味甘，能入脾肺而補氣。氣虛者宜食。

**❺鱔魚**：性溫，味甘，有補虛損、益氣力、強筋骨的作用，氣虛者宜常食之。

**❻鱖魚**：俗稱桂魚、花鯽魚。可以補氣血、益脾胃。尤以氣虛兼脾虛者最宜。

**❼紅棗**：性溫，味甘，為常食之物，有益氣補血的功效，歷代醫家常用之於氣虛患者。煨爛服食為佳。

**❽櫻桃**：性溫，味甘，既能補氣補血，又能補脾補腎。

**❾葡萄**：性平，味甘酸，是一種補氣血果品，除有益氣作用外，古代醫藥文獻還認為葡萄有健脾胃、益肝腎、強筋骨的作用。凡氣虛伴有腎虛、肺虛和脾虛者，皆宜食之。

**❿花生**：性平，味甘，有補脾和補肺的作用，對氣虛而兼有肺虛或脾虛者更宜，且以水煮花生食用為妥。

**⓫山藥**：為補氣食品，凡氣虛體質或久病氣虛者，宜常食之，最為有益。山藥可以補肺氣、補脾氣、補腎氣，故凡肺氣虛

或腎氣虛或脾氣虛的方藥中，都常用到它。

⑫燕窩：性平，味甘，有益氣補虛、養陰補肺的作用，對氣虛又兼肺虛者尤宜。凡脾肺虛弱，及一切虛在氣分者宜之，又能固表，表虛漏汗畏風者，服之最佳。

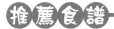推薦食譜

### 🍚 金沙玉米粥

【原料】玉米粒80克，糯米40克，紅砂糖40克。

【作法】將玉米和糯米用清水浸泡兩個小時後，加水適量，倒入鍋中用大火煮沸，然後，小火煮至軟熟後，加入糖再煮5分鐘即可。

【功效】玉米中含有抗氧化劑等成分，對人體健康有益，並且有補氣強身的作用。

### 🍚 山藥粥

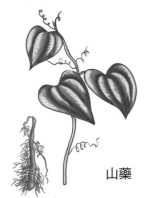

山藥

【原料】山藥30克，白米180克。

【作法】將上兩料清洗後加水適量，煮粥服食。

【功效】補中益氣，壯筋強骨，生長肌肉。山藥中含有的澱粉酶等營養成分，對氣虛體質者有益處。

### 🍚 茯苓粥

【原料】白米100克，茯苓末30克。

【作法】將上兩料一起煮粥。

【功效】健脾安神，提高人體的免疫功能。

### 🍚 羊肚湯

【原料】羊肚1具，蘑菇、白菜心、料理酒、低納鹽、白胡椒、鮮薑、蔥、香菜各適量。

【作法】羊肚用少量溫水搓洗乾淨，將肚切片，備用。鍋內加水，放入肚片、蘑菇、低納鹽、白胡椒、料理酒、蔥薑，

將肚片煮至七分熟，放白菜心、高鮮味精、香菜，待肚片浮在湯麵上，再用小火煮20分鐘，出鍋即成。

【功效】補虛損，健脾胃，益氣安神。

## 藥物調養：固陰煎、補中益氣湯

氣虛體質者要想培補元氣，可將人參、西洋參、黨參、太子參、黃耆、白朮、山藥、白扁豆、甘草、紅棗、刺五加、絞股藍、紅景天、茯苓、薏仁等中藥做成藥膳，或搭配起來代茶飲用。

下面重點介紹兩則脾氣虛的調理方劑。

【症狀表現】：納少，脘腹脹滿，食後尤甚，大便溏薄，神倦乏力，少氣懶言，面色白或萎黃，或見水腫或消瘦，舌淡苔白，脈緩弱。

【成因】：多因飲食不節，勞累過度，久病耗傷脾氣所致。

【調理方劑】：固陰煎、補中益氣湯。

### 固陰煎

【來源】《景岳全書》卷五十一。

【組成】人參適量，生地、熟地、黃精各12克，山藥、當歸、麥冬、枸杞、丹參、沙苑子各9克，白芍6克。

【作法】水煎服。

【加減】如虛滑遺甚者，加金櫻子肉10～15克，或醋炒文蛤10克，或烏梅肉2個；陰虛微熱，而當歸經血不固者，加川續斷10克；下焦陽氣不足，而兼腹痛溏泄者，加補骨脂、吳茱萸適量；肝腎血虛，小腹疼痛而血不歸經者，加當歸10～15克；脾虛多濕，或兼嘔噁者，加白朮5～10克；氣陷不固者，加炒升麻5克；兼心虛不眠，或多汗者，加棗仁10克（炒用）。

【主治】強腎固精，健脾益

氣。治療遺精滑泄，帶下崩漏，胎動不安，產後惡露不止，婦人陰挺。

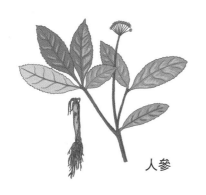

人參

### 💊補中益氣湯

【來源】金代名醫李東垣《脾胃論》卷中。

【組成】黃耆、炙甘草各1.5克，人參、白朮各0.9克，當歸0.6克，陳皮、升麻、柴胡各0.6～0.9克。

【作法】上藥混合，用水300CC，煎至150CC，去滓，空腹時稍熱服。

【加減】病甚勞役、熱甚者，黃耆加至3克；咳嗽者，去人參；腹中痛者，加白芍藥1.5克，炙甘草1.5克；若惡熱喜寒而腹痛者，再加黃芩0.6～0.9克；惡寒冷痛，加桂心0.3～0.9克；頭痛，加蔓荊子0.6～0.9克；痛甚者，加川芎0.6克；頭痛，加藁本0.9～1.5克。

【主治】補中益氣，升陽舉陷。治療帶濁淋遺，及經水因虛不固。肝腎血虛，胎動不安；產後沖任損傷，惡露不止。陰虛滑脫，以致下墜者。

## 四季調養：春捂秋不熬，夏避暑冬平補

氣虛體質者對環境適應能力很差，在季節交替、早晚溫差過大時節容易感受風寒而致病，且患病之後又不易好，還經常反覆。因此，保暖工作一定要做好。

春季乍暖還寒時，應做好「春捂」工作，不宜過早地減衣減被，以防感受病毒性感冒、風疹、麻疹等流行性疾病。此外，「勞則耗氣」，如果你太累了，能量消耗太過了，又沒有更多的物質來補充，氣必然會越來越少。為防過勞，還要老話重提：不

熬夜，要保暖，不能只要風度不要溫度。

夏季天氣炎熱，應當避暑，防止陽光曝曬，出汗後應當及時補充水和鹽分，以防氣虛肌表不固，大汗大渴之下傷津耗氣過重。不能過於貪涼，少吹空調，少吃寒涼之品。長夏之際濕氣很重，脾胃最易受邪，應注意飲食衛生，不食用過期變質的食物，過夜或從冰箱中取出的食物應當加熱後食用，以預防痢疾、腸炎的發生而損耗元氣。

秋乾氣燥，最易傷肺氣，因此，氣虛體質者應當注意保肺，保持心情愉快，避免悲秋情緒的出現。出現氣短、燥咳、痰中帶血的症狀時，應當及時吃藥，多喝水，還要避免劇烈運動，尤其在運動後出汗，又被風吹到，很容易感冒，會消耗元氣，反而得不償失。

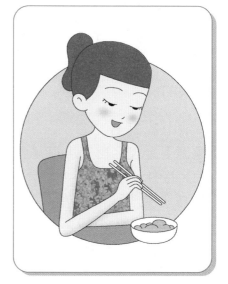

冬季嚴寒，處於閉藏階段。晚上要早睡，避免熬夜傷氣。要少吃辛辣之物，多喝粥以養脾胃。減少出汗及長時間戶外運動，防止受寒。

# 第四節
# 痰濕體質，養好脾胃讓你脂消身輕

形體特徵：體型肥胖，腹部肥滿鬆軟。

常見表現：常感到肢體疲困、沉重，手、足心潮濕而黏膩，面部常有油膩感，平時痰多，嘴裡常有黏膩或甜膩的感覺。

心理特徵：性格溫和，處事穩重，為人恭謙，多善忍耐。

發病傾向：易患糖尿病、中風、眩暈、咳喘、痛風、高血壓、冠心病等。

對外界環境適應能力：對梅雨季節及濕環境適應能力差。

## 大腹便便，幫你辨清痰濕體質

經過一路打拚，曾健一終於憑藉著超強的業務能力，坐上了公司總經理的位子。但自從坐上總經理的位子以後，他漸漸地思慮加重，並且基本上每天都有應酬。雖然以前也有應酬，但不是很多。這種生活持續了幾年之後，他的身體漸漸「發福」起來，尤其是一圈的啤酒肚使得他連上個三樓都氣喘吁吁，腿腳發軟。最近，他總會在上午的時候感覺很睏、很累，特別想躺下睡一覺。曾先生以為是晚上睡得少的原因，因此一連幾天都很早就休息了，但到第二天上午的時候睏意依舊。這讓還算敏感的曾先生意識到了是身體出狀況了。

曾健一是典型的痰濕體質。當人體臟腑陰陽失調、氣血津液運化失調，易形成痰濕時，便可以認為這種體質狀態為痰濕體質。痰濕體質多見於肥胖或素瘦今肥者，這種肥胖多數是脾氣運化功能衰弱導致的營養物質堆積。

當體內津液不歸正化的時候，往往肥胖就形成了。什麼叫津液不歸正化呢？也就是說飲食被攝入體內後，本該由脾來運輸轉送到身體的各個部位，供身體各個部位的正常功能運行。但假如脾胃的功能受限，行使運化津液的功能微弱，那麼，就是不能歸於正常的轉化。可是津液已經存於體內了，不能運往要去的地方，就只好變成了濕、瘀、痰，堆積於體內。這種體質若不及時調理，會增加患高血壓、糖尿病、肥胖症、高血脂症、哮喘、痛風、冠心病、代謝綜合症、腦血管疾病等的傾向。因此，在確定自己為痰濕體質後，一定要及時調理，以免日久變生疾病。

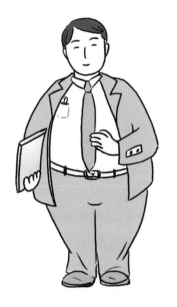

當人體臟腑陰陽失調、氣血津液運化失調，易形成痰濕時，便可以認為這種體質狀態為痰濕體質，多見於肥胖者或素瘦今肥的人。

**溫馨提醒**

痰濕體質者大多脾失健運，升提的功能減弱了，腹部肌肉的彈性也降低了，等到消化結束後，腹部肌肉慢慢難以恢復原形，逐漸就形成了「啤酒肚」。這類胖子的減肥首先要從健脾開始，要先強化脾的運化功能，也就是固本培元。脾的功能正常了，吸收進的水穀精微物質就能經過脾的轉運，到達身體的各個部位，凸起的大肚子也可以漸漸平復了。

# 附：中醫體質分類與判定自測表—痰濕體質

請根據近一年的體驗和感覺，回答以下問題：

| (1) 您感到胸悶或腹部脹滿嗎？ | | | | |
|---|---|---|---|---|
| 沒有（1分） | 很少（2分） | 有時（3分） | 經常（4分） | 總是（5分） |
| (2) 您感到身體沉重不輕鬆或不爽快嗎？ | | | | |
| 沒有（1分） | 很少（2分） | 有時（3分） | 經常（4分） | 總是（5分） |
| (3) 您腹部肥滿鬆軟嗎？ | | | | |
| 沒有（1分） | 很少（2分） | 有時（3分） | 經常（4分） | 總是（5分） |
| (4) 您有額部油脂分泌多的現象嗎？ | | | | |
| 沒有（1分） | 很少（2分） | 有時（3分） | 經常（4分） | 總是（5分） |
| (5) 您上眼瞼比別人腫（有輕微隆起的現象）嗎？ | | | | |
| 沒有（1分） | 很少（2分） | 有時（3分） | 經常（4分） | 總是（5分） |
| (6) 您嘴裡有黏黏的感覺嗎？ | | | | |
| 沒有（1分） | 很少（2分） | 有時（3分） | 經常（4分） | 總是（5分） |
| (7) 您平時痰多，特別是咽喉部有痰阻感嗎？ | | | | |
| 沒有（1分） | 很少（2分） | 有時（3分） | 經常（4分） | 總是（5分） |
| (8) 您舌苔厚膩或有舌苔多的感覺嗎？ | | | | |
| 沒有（1分） | 很少（2分） | 有時（3分） | 經常（4分） | 總是（5分） |

計分方法：

❶原始分：簡單求和法。原始分數=各個條目的分值相加。

❷轉化分數：0～100分。轉化分數=（原始分-8）/32×100

❸判定標準：痰濕質轉化分≥40分，判定為「是」；轉化分30～39分，判定為「傾向是」；轉化分＜30分，判定為「否」。

❹判斷結果：□是□傾向是□否

## 飲食調養：冬瓜、燕麥，化痰祛濕

痰濕體質的人就不要大補特補了，因為善補身體的肉類、骨頭、動物內臟、人參、鹿茸、阿膠、紅棗、醪糟（酒釀）、熟地、秋梨膏、補湯、核桃、芝麻等幾乎都不適合痰濕體質。體形肥胖的痰濕體質者，尤應忌食肥甘厚味、滋補油膩以及酸澀苦寒之品，如肥肉、龜鱉、燕窩、銀耳、核桃、香蕉、蘋果、梨、醋、糕點、糖果等。

下面為大家介紹一些適合痰濕體質者常食之品：

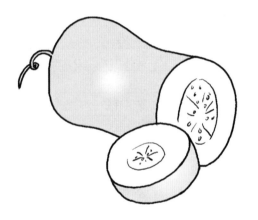

冬瓜。味甘淡，性微寒。有清熱解毒、利水消痰、除煩止渴、祛濕解暑、美容作用。痰濕體質之人食之尤宜。

❶燕麥：性平，味甘，歸肝、脾、胃經；具有益肝和胃之功效，用於肝胃不和所致食少、納差、大便不暢等。痰濕體質之人適宜吃。

❷白米：白米性平，味甘，歸脾、胃經；具有補中益氣、平和五臟、止煩渴、止瀉、壯筋骨、通血脈、益精強志、好顏色之功；主治瀉痢、胃氣不足、口乾渴、嘔吐、諸虛百損等。痰濕體質之人食之尤宜。

❸小米：味甘鹹，性涼。有和中、益腎、除熱、解毒之功效。痰濕體質者可多食之。

❹冬瓜：味甘淡，性微寒。有清熱解毒、利水消痰、除煩止渴、祛濕解暑、美容作用。痰濕體質之人食之尤宜。

❺綠豆：味甘，性微寒。入心、胃經。常食綠豆，對高血壓、動脈硬化、糖尿病、腎炎有較好的治療輔助作用。痰濕體質者宜常吃。

❻扁豆：味甘，性平，歸脾、胃經，有健脾、和中、益氣、化濕、消暑之功效。主治脾虛兼濕、食少便溏、濕濁下注、婦女帶下過多、暑濕傷中、吐瀉轉筋等症。痰濕質的人可多吃。

❼生薑：味辛，性微溫，歸肺、脾、胃經。有溫暖、興奮、發汗、止嘔、解毒等作用，適用於外感風寒、頭痛、痰飲、咳嗽、胃寒嘔吐；在遭受冰雪、水濕、寒冷侵襲後，急以薑湯飲之，可增進血行，驅散寒邪。痰濕體質者多吃可排濕。

## 推薦食譜

### 🥣鯉魚湯

【原料】鯉魚1條（1000克左右），紅豆50克，陳皮、草果各6克，川貝母3克，植物油、薑片、蔥段、鹽各適量。

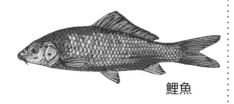
**鯉魚**

【作法】將鯉魚刮鱗片，去鰓和內臟，洗淨。鍋內倒植物油燒熱，炒香薑片、蔥段，將鯉魚過油煸炒一下。另將紅豆、川貝母、草果、陳皮洗淨，用涼水浸泡1個小時，放入鯉魚腹中裹好。砂鍋倒水燒沸，將鯉魚放入砂鍋中，加入鹽調味，改用中火，燉15分鐘即可吃魚喝湯。

【功效】清肺化痰，健脾利濕。

### 🥣四仁扁豆粥

【原料】薏仁、紅豆各20克，冬瓜仁、白扁豆各15克，苦杏仁、白蔻仁各5克，白米150克。

【作法】先將上述所有原料洗淨，涼水浸泡1小時。然後將浸

泡好的米倒入砂鍋中，大火將水燒沸，改用小火，熬至粥稠豆爛即可。

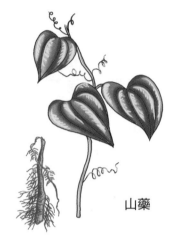

山藥

【功效】健脾滲濕，利水化痰，潤腸通便。

### 黃耆山藥薏仁粥

【原料】黃耆、山藥、麥冬、薏仁、竹茹各20克，糖適量，白米50克。

【作法】先將山藥切成小片，與黃耆、麥冬、竹茹一起泡透後，再加入所有材料，加水用火煮沸後，再用小火熬成粥。

【功效】益氣養陰，健脾化痰，清心安神。

### 玉米鬚泥鰍湯

【原料】中大泥鰍300克，雞胸肉150克，豬小排骨100克，玉米鬚15克，蔥1根，生薑數片，鹽少許，麻油數滴。

【作法】將泥鰍剪開腹部，洗淨，用沸水汆過後，撈起，瀝乾。豬小排骨斬塊，裝入砂鍋，上置泥鰍。放入薑、蔥，加入適量沸水；玉米鬚用紗布紮緊，也置入砂鍋內。用小火燉至五、六分熟時，放入雞胸肉絲，繼續燉至熟爛為準。食用時除去薑、蔥、玉米鬚，加入鹽、麻油調味即可。

【功效】泥鰍味甘性平，可補中益腎、祛濕消渴；玉米鬚味甘性平，可平肝清熱、利尿祛濕。與豬小排骨、雞胸肉合燉，對糖尿病、泌尿系統感染、疔瘡熱毒、高血壓、黃疸、肝炎等有一定療效。

## 藥物調養：二陳湯、六君子湯

痰濕體質的生成與脾、肺、腎三臟的關係最為密切，故祛

痰濕的重點在於調補脾、肺、腎三臟。若因脾不健運，濕聚成痰者，當健脾化痰，方選六君子湯；若因肺失宣降、津失輸布、液聚生痰者，當宣肺化痰，方選二陳湯。

## 六君子湯

【來源】《世醫得效方》卷五。

【組成】人參9克，白朮9克，茯苓9克，炙甘草6克，陳皮3克，半夏4.5克。

【作法】研為細末，作1服，加紅棗2枚，生薑3片，水煎服。

【主治】益氣健脾，燥濕化痰。適用於脾胃氣虛兼痰濕證、食少便溏、胸脘痞悶、嘔逆等。

## 二陳湯

【來源】《萬病回春》卷三。

【組成】陳皮、半夏（薑汁炒）、茯苓（去皮）、白朮（去蘆）、蒼朮（米泔制）、砂仁、山藥（炒）、車前、木通、厚朴（薑汁炒）、甘草各等份。

【作法】上藥銼為1劑。用生薑3片，烏梅1個，燈草1團，水煎，溫服。

【主治】痰濕中阻，泄瀉或多或少，脈象沉滑者。

【加減】泄瀉不止，加肉豆蔻、訶子，去厚朴。

### 溫馨提醒

　　痰濕體質者若咽癢痰多，可用川貝母3克，桔梗6克，甘草3克沸水沖泡，益氣、鎮咳、化痰，每日代茶飲用。

　　若小便混濁、精神倦怠、少氣懶言，可用人參3克，草薢6克，甘草3克，每日沸水泡服代茶飲用，可分清化濁，益氣提神。

　　若患「三高」，可每日以桑葉3克，菊花3克，苦菜花6克，黃耆6克，每日沸水浸泡，頻頻服用，長期飲用有助於消脂降壓。

## 四季調養：春養神，夏防曬，秋宜補，冬防寒

春季陽氣生發，痰濕體質者要避免「倒春寒」的影響，不要過早地穿單薄的衣服。要注意保暖，避免不慎感寒，衣著宜上薄下厚，遇有風的天氣要戴上口罩，預防流行性疾病傳染。多吃綠色蔬菜，注意控制體重。適當地多做室內運動，避免烈日暴曬，傷津耗氣。

夏季濕氣較重，痰濕體質者要勤換內衣，勤洗熱水澡，以利於舒展陽氣，通達氣機。穿衣盡量保持寬鬆，布料以棉、麻、絲等透氣散濕的天然纖維為主，這樣有利於汗液蒸發，祛除體內濕氣。還要注意：不食過夜食物，忌食生冷油膩。

秋季涼爽乾燥，此時是痰濕體質之人健脾養胃、益氣化濕的最好時機。可採取運動、飲食和藥物多種調補方法。

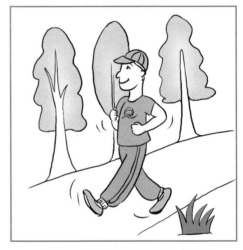

痰濕體質之人在春季應保持積極的心態，情志精神要舒暢，多進行一些戶外運動，並有意地多與人溝通。

冬季痰濕體質者要注意保暖。在氣候濕冷時，要減少戶外活動，避免受寒雨淋。

飲食宜溫熱以護脾胃存陽氣。保持室內外的鍛鍊，早睡晚起，起居規律。

中醫說肝木克脾土，因此「知肝傳脾」，凡是傷肝膽的習慣都不可避免地會傷脾。經常生氣、情志不舒展、不吃早餐、熬夜吃消夜等都會影響肝膽的功能。肝木不合則傷脾，脾傷則脾之運化功能減退，漸漸地，水穀不化則生痰濕了。因此，在平時情緒低落不佳的時候，一定想辦法排解，以免累及肝脾而生痰濕。

第二章　偏頗體質，調理好脾胃讓你活百歲

# 第五節
# 濕熱體質，養好脾胃讓你清利身爽

形體特徵：形體偏胖或極瘦。

常見表現：面部和鼻尖總是油光發亮，臉色白易生粉刺、瘡癤，常感到口苦、口臭或嘴裡有異味，經常大便黏滯不爽，小便有發熱感，尿色發黃，女性常帶下色黃，男性陰囊總是潮濕多汗。

心理特徵：性格多急躁易怒。

發病傾向：易患瘡癤、黃疸等症。

對外界環境適應能力：對濕環境或氣溫偏高，尤其夏末秋初，濕熱交蒸氣候較難適應。

## 面垢油光、粉刺痤瘡，幫你辨清濕熱體質

今年42歲的劉文梅，透過多年的拚搏，已闖出了一片天地。可是事業發達了，煩惱也增多了。也許有人會說，守著那麼大的家業，煩惱當然有了，這也不足為怪。但我要說的煩惱並不在於此，而是在於劉文梅滿臉的「青春痘」。也許你笑了，說「青春痘」只是在16、17歲或者17、18歲時長的東西，怎麼會一個40多歲的女人臉上還長痘痘呢？最初，劉文梅還以為是每月「那幾天」的原因呢，然而，過了「那幾天」後，痘痘依舊不去。這下劉文梅可急了，不停地進出美容院，可是折騰了幾次下來竟無濟於事。無奈之下，她只好找到我調治。經過一番詢問，得知劉文梅由於事業緣故，常年出入各種場合應酬。多年的魚肉飲食使劉文梅的體質出現了偏頗，慢慢趨向了濕熱，由此，臉上出現「青春痘」也就不足為怪了。

濕熱體質是以濕熱內蘊為主要特徵的體質狀態。所謂濕，即通常所說的水濕，它有外濕和內濕的區分。外濕是由於氣候潮濕或涉水淋雨或居室潮濕，使外來水濕入侵人體而引起；內濕是一種病理產物，常與消化功能有關。中醫認為脾有「運化水濕」的功能，若體虛消化不良或暴飲暴食，吃過多油膩、甜食，則脾就不能正常運化而使「水濕內停」；且脾虛的人也易招來外濕的入侵，外濕也常因阻脾胃使濕從內生，所以兩者是既獨立又關聯的。所謂熱，則是一種熱象。或因夏秋季節天熱濕重，濕與熱合併入侵人體，或因濕久留不除而化熱，或因陰虛陽亢而使濕「從陽化熱」，因此，濕與熱同時存在是很常見的。

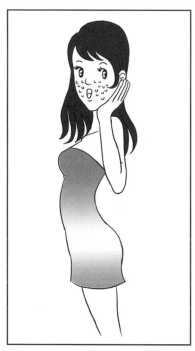

濕熱體質是因濕熱所在不同的部位而有差別，在皮肉則為濕疹或疔疱，在關節筋脈則局部腫痛。

濕久則化熱。我們知道夏天收過麥子之後在麥場上會堆起麥垛，一個個堆得跟個小山似的，裡面密不透風。假如在堆麥垛的時候剛好碰上個陰雨天，又加上氣溫高，那麥垛堆起來幾天後，你將手伸到麥垛裡面試試，一種悶熱熱得驚人。為什麼？這就是濕化為了熱。展現在人的體內也是如此，如果體內的濕久久排不出去而蓄積，慢慢便化為了熱。

**體內濕和熱久久不能除去，那只好以一種方式向外排泄了——痘。這就是很多人長痘擦什麼都沒用的原因，它的病根在於體質是濕熱的，沒有將體質調理到平和，沒有將體內多餘的濕和熱排出去，那你的「痘」無論用上多貴的化妝品都是無濟於事**

的。

　　濕熱體質一旦形成，又很容易造成其他類型體質的偏頗。如，若濕熱內蘊，妨礙了氣的運行，可形成氣鬱體質；若其濕妨礙血的運行，則可形成血瘀體質；又因濕熱是以熱為主的，熱又可傷陰而成陰虛體質。因此，在辨清自己屬於濕熱體質後，一定要及時做好調養。

# 附：中醫體質分類與判定自測表—濕熱體質

請根據近一年的體驗和感覺，回答以下問題：

| （1）您面部或鼻部有油膩感或者油亮發光嗎？ | | | | |
|---|---|---|---|---|
| 沒有（1分） | 很少（2分） | 有時（3分） | 經常（4分） | 總是（5分） |
| （2）您生痤瘡或瘡癤嗎？ | | | | |
| 沒有（1分） | 很少（2分） | 有時（3分） | 經常（4分） | 總是（5分） |
| （3）您感到口苦或嘴裡有異味嗎？ | | | | |
| 沒有（1分） | 很少（2分） | 有時（3分） | 經常（4分） | 總是（5分） |
| （4）您大便黏滯不爽、有解不盡的感覺嗎？ | | | | |
| 沒有（1分） | 很少（2分） | 有時（3分） | 經常（4分） | 總是（5分） |
| （5）您便祕或大便乾燥嗎？ | | | | |
| 沒有（1分） | 很少（2分） | 有時（3分） | 經常（4分） | 總是（5分） |
| （6）您小便時尿道有發熱感、尿色濃（深）嗎？ | | | | |
| 沒有（1分） | 很少（2分） | 有時（3分） | 經常（4分） | 總是（5分） |
| （7）您帶下色黃（白帶顏色發黃）嗎？（限女性答） | | | | |
| 沒有（1分） | 很少（2分） | 有時（3分） | 經常（4分） | 總是（5分） |
| （8）您的陰囊部位潮濕嗎？（限男性回答） | | | | |
| 沒有（1分） | 很少（2分） | 有時（3分） | 經常（4分） | 總是（5分） |

計分方法與判定標準：均同「陽虛質」。

**判斷結果**：□是□傾向是□否

# 飲食調養：綠豆、薏仁，清熱利濕

　　濕熱體質是以濕熱內蘊為主要特徵的體質狀態，因熱往往依附濕而存在，所以，飲食調理要首先弄清濕熱產生的原因，避免水濕內停或濕從外入。平時養成良好的飲食習慣，不暴飲暴食，不酗酒抽菸，不吃或少吃肥膩甜甘食品，以保持消化功能的良好狀態。

　　下面為大家列舉一下濕熱體質的天然良藥：

❶綠豆：性寒，味甘，歸脾、胃經，有清熱利濕，降火消暑之效。盛夏酷暑，喝些綠豆湯，能預防痱子。綠豆還可以作為外用藥，嚼爛後外敷治療瘡癤和皮膚濕疹。如果得了痤瘡（就是青春痘），可以把綠豆研成細末，煮成糊狀，在就寢前洗淨患部，塗抹在患處。「綠豆衣」，即綠豆殼，能清熱解毒，還有消腫、散翳明目等作用。另外，綠豆還有止癢作用，可專門治療由體內發熱引起的熱癢。

❷薏仁：性味甘淡，微寒，有利水消腫、健脾祛濕、舒筋除痹、清熱排膿等功效，為常用的利水滲濕藥。薏仁又是一種美容食品，常食可以保持人體皮膚光澤細膩，消除粉刺、雀斑、老年斑、妊娠斑、蝴蝶斑，對脫屑、痤瘡、皸裂、皮膚粗糙等都有良好療效。濕熱體質者可經常食用。

❸大麥：味鹹，微寒，無毒，性平，涼。入脾、胃二經。具有和胃、寬腸、利水及治食滯泄瀉、小便淋痛、水腫等作用。濕熱體質可常食。

❹慈菇：性涼，味苦甘。歸肝、肺經。能清熱利尿、通淋、化痰止咳。用於濕熱小便不利，或熱淋、砂淋、肺熱咳嗽，煎湯服；燉肉或以蜂蜜拌蒸食用，有益脾潤肺之功，可用於肺虛咳嗽痰血等。濕熱質者可常食用。

❺甘藍：味甘，性平。歸胃、腎經。具有清利濕熱、散結止

痛、益腎補虛的作用。濕熱體質者可經常吃甘藍。

❻薺菜：味甘，性平。有涼血止血、清熱利尿的功效。可用於腎結核尿血、產後子宮出血、月經過多、肺結核咯血、高血壓病、感冒發熱、腎炎水腫、泌尿系統結石、乳糜尿、腸炎等。濕熱體質之人可常吃。

❼茭白筍：味甘，性寒。歸肝、脾、肺經。有解熱毒、除煩渴、利二便的功效。主煩熱、消渴、二便不通、黃疸、痢疾、熱淋、目赤、瘡瘍等。濕熱體質之人可常吃。

❽金針花：性平，味甘。可養血平肝、利尿消腫。能治頭暈、耳鳴、心悸、腰痛、吐血、衄血、大腸下血、水腫、淋病、咽痛、乳癰。濕熱體質之人可常吃。

## 推薦食譜

### 薏仁蒸鯉魚

【原料】鯉魚1條，薏仁100克，陳皮、生薑片各10克，草果5克，雞湯塊（請斟酌使用）適量。

【作法】草果去殼，洗淨。陳皮用溫水洗淨，切絲，水泡10分鐘。薏仁用水浸泡2小時。將鯉魚去鱗、鰓及內臟，洗淨，草果、陳皮絲、薏仁塞入鯉魚腹內。將鯉魚放入大碗內，加入薑片、雞湯塊，上籠蒸90分鐘左右，出籠，除去生薑、草果、陳皮絲、薏仁即可。

【功效】滋陰養胃，健脾利濕。治療濕熱型水腫、泄瀉、食積停滯等。

### 齒莧粥

【原料】鮮馬齒莧100克，白米50克，低納鹽、蔥花、素油各適量。

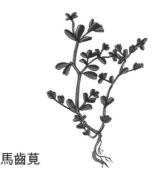

馬齒莧

【作法】將馬齒莧去雜洗淨，入沸水鍋內汆一下，漂去黏

液，切碎。油鍋燒熱，放入蔥花煸香，放入馬齒莧、低納鹽炒至入味，出鍋待用。將白米淘洗乾淨，放入鍋內，加入適量水煮熟，放入馬齒莧煮至成粥，出鍋即成。

**【功效】** 馬齒莧具有清熱解毒、治痢療瘡的功效，白米具有養脾胃的功效。兩者煮粥，具有健脾胃、清熱解毒的功效。此粥適用於腸炎、痢疾、泌尿系統感染、瘡癰腫毒等病症。

### 竹筍西瓜皮鯉魚湯

**【原料】** 鯉魚1條（約750克），鮮竹筍500克，西瓜皮500克，眉豆（又稱米豆或黑眼豆）60克，生薑、紅棗、低納鹽各適量。

**【作法】** 竹筍削去硬殼，再削老皮，橫切片，水浸1天；鯉魚去鰓、內臟，不去鱗，洗淨略煎黃；眉豆、西瓜皮、生薑、紅棗（去核）洗淨。把全部材料放入開水鍋內，大火煮沸後，小火燉2小時，加低納鹽調味供用。

**【功效】** 祛濕降濁，健脾利水。適用於身重睏倦、小便短少、高血壓。竹筍是一種低脂肪、低糖、多纖維素食物，具有促進腸道蠕動、幫助消化、防治便祕之功效，也有防癌的作用。

## 藥物調養：三仁湯、平胃散、連朴飲

辨清體質後要及時調理，但濕熱體質有個特殊，就是「濕」重還是「熱」重要分別對待，不能只去濕而生了熱，也不能去了熱而留滯濕。一般來說，濕重以化濕為主，可選用三仁湯、平胃散等；熱重以清熱為主。可選用連朴飲、茵陳蒿湯。以此為基礎，再根據某些特殊表現選擇相應的中藥，如濕疹、疔皰加野菊花、紫花地丁、苦參、白鮮皮等；關節腫痛加桂枝、忍冬藤、桑枝等；腹瀉甚至痢疾加白頭翁、地榆、車前子等；血尿可加小薊

草、茅根、石韋、萹蓄等。此外，常用的滋陰中藥有天冬、麥冬、玄參等，常用的清熱瀉火藥有大黃、黃連、黃柏等，常用的解毒消腫藥有連翹、金銀花、大青葉等。

## 濕重調治方

### ✦平胃散

【來源】《太平惠民和劑局方》。

【組成】蒼朮9克，厚朴（薑制）6克，陳皮（去白）9克，甘草（炙）3克。

【作法】共為細末，水煎，空腹熱服。

【主治】燥濕健脾，消脹散滿。適用於脾土不運、濕濁困中、胸腹脹滿、口淡不渴、不思飲食或有噁心嘔吐、大便溏泄、困倦嗜睡、舌不紅、苔厚膩。脾虛無濕或陰虛之人，症見舌紅少苔、口苦而渴或脈數者禁用。

### ✦三仁湯

【來源】清·《溫病條辨》。

【組成】杏仁15克，飛滑石18克，白通草6克，白蔻仁6克，竹葉6克，厚朴6克，生薏仁18克，半夏15克。

【作法】水煎，每日飲服3次。

【主治】清利濕熱，宣暢氣機。濕溫初起、頭痛惡寒、面色淡黃、身重疼痛、午後身熱、胸悶不饑等症。用於治療急性腎小球腎炎、腎盂腎炎、急性卡他性中耳炎、妊娠嘔吐、傷寒、百日咳等症。

## 熱重調治方

### ✦連朴飲

【來源】《霍亂論》。

【組成】制厚朴6克，川連（薑汁炒）、石菖蒲、制半夏各3克，香豉（炒）、焦山梔各9

克，蘆根60克。

【作法】水煎服。

【主治】濕熱蘊伏，霍亂吐利，胸脘痞悶，口渴心煩，小便短赤，舌苔黃膩。現用於腸

傷寒、急性胃腸炎屬於濕熱並重者。

## 茵陳蒿湯

【來源】《傷寒論》。

【組成】茵陳蒿12克，梔子9克，大黃9克。

【作法】水煎服。

【主治】泄熱，利濕，退黃。適用於陽黃身熱，面目、周身黃如橘色，小便黃赤短澀，大便不暢（或秘），腹微滿，口渴胸悶，煩躁不安，或有頭汗出，別處無汗，苔黃膩，脈滑數。

## 四季調養：長夏暑濕，濕熱體質巧應對

　　所謂「長夏」指的是夏秋之交，此時雨水較多，濕氣較重，濕熱體質者容易出現不想吃飯、渾身沒勁或者飯後感覺胃滿滿的、腹脹、拉肚子等症狀。如果濕熱侵襲到小孩，最常見的症狀就是腹瀉、大便不順暢。如果濕熱侵襲到老年人，就可能出現下肢酸困、腰疼等症狀。

　　在長夏濕氣較重時，建議濕熱體質者多食粥，取茯苓、白朮、小米、白米各適量，每天煮粥喝，健脾祛濕、養胃的效果極佳。還可以取適量艾葉、竹葉、佩蘭泡茶喝，清除體內的濕熱。生薑、大茴香、桂皮等香料，具有祛寒、除濕、發汗等功效，每天做飯時適當放一點有溫中祛濕的作用。

　　除了透過飲食調理外，還應適度飲水，避免水濕內停或濕從外入。室內經常通風換

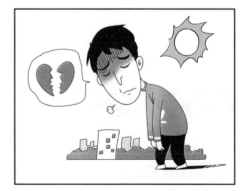

濕熱體質的人可出現於各個年齡段，尤其是30～45歲的人更容易受到濕熱的侵襲。

氣，能不用空調盡量不用。養成早晨按時排便的習慣，以保持消化功能的良好狀態。

## 第六節
## 血瘀體質，養好脾胃讓你血脈通暢

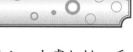

　　形體特徵：瘦人居多。

　　常見表現：面色晦暗或有色素沉著、黃褐斑，皮膚常乾燥、粗糙，在不知覺情況下出現紫瘀斑（皮下出血），眼睛常有紅絲，刷牙時牙齦易出血。

　　心理特徵：性情急躁，容易煩躁、健忘。

　　發病傾向：易患出血、中風、冠心病等。

　　對外界環境適應能力：不耐受風邪、寒邪。

### 面色晦暗，幫你辨清血瘀體質

　　今年只有28歲的楊豔，兩頰上就有了黃褐斑，皮膚粗糙，看上去像一個40來歲的阿姨。雖然所從事的工作並不是很累，但眼睛裡的紅絲卻很多，刷牙時牙齦也容易出血。月經經期雖正常，卻顏色偏暗，常有血塊夾雜。這些，她從沒放在心上。可是，身上莫名其妙出現的皮膚瘀青，讓她不得不正視一下自己的身體健康了，於是趕緊去醫院做了血液常規檢查、凝血功能，結果一切正常。楊豔無奈之下，只好找到了中醫，中醫說她是典型的血瘀體質。

　　血瘀體質是人經脈的血液不能及時排出和消散，而停留於體內，或血液運行不暢，瘀積於經脈或臟腑組織器官之內，從而出現的一系列體質特點。其臨床表現為面色晦滯，口唇色暗，眼眶黯黑，肌膚甲錯，易出血，舌紫暗或有瘀點，脈細澀或結代。此類型的人，有些明明年紀未到就已出現老人斑，有些常有身上某

部位疼痛的困擾，比如：女性生理期容易痛經，男性身上多有瘀青，身上的疼痛症在夜晚加重等。

**血瘀體質多由氣滯過甚所致。氣滯，病證名。指臟腑、經絡之氣阻滯不暢。可因飲食邪氣，或七情鬱結，或體弱氣虛不運所致。**隨所滯之處而出現不同症狀。氣滯於脾則胃納減少，脹滿疼

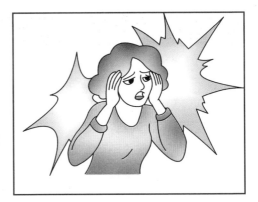

血瘀體質主要表現為面色晦暗、口唇色暗、眼眶黯黑、肌膚甲錯、易出血、舌紫暗或有瘀點，脈細澀或結代。

痛；氣滯於肝則肝氣橫逆，脅痛易怒；氣滯於肺則肺氣不清，痰多喘咳。氣滯於經絡則該經循行路線相關部位發生疼痛或運動障礙，或產生相應的症狀。當然，氣滯血瘀體質的形成有一個較長的過程，與情緒、飲食、年齡、環境、疾病等諸多因素有關。例如：

❶情緒憂鬱、緊張，性格內向，有不順心的事都埋在心裡，鬱結日久，影響氣血運行。

❷嗜食油膩、甜食，血脂過高，或飲食過鹹，或飲水不足，均能使血液過分黏稠，導致氣血運行不暢。

❸氣虛、陽虛體質，推動功能減退，導致氣血運行遲緩或瘀積。

❹生活環境寒冷，血管長期痙攣，血行遲緩或凝滯於微血管。

❺缺少運動鍛鍊，心肌收縮力減弱，氣血運行遲緩。

❻近代研究發現，各種慢性炎症引起局部組織瘀血、水腫、黏連，或病理產物停積於局部，影響氣血運行。

# 附：中醫體質分類與判定自測表—血瘀體質

請根據近一年的體驗和感覺，回答以下問題：

| (1) 您的皮膚在不知不覺中會出現青紫瘀斑（皮下出血）嗎？ | | | | |
|---|---|---|---|---|
| 沒有（1分） | 很少（2分） | 有時（3分） | 經常（4分） | 總是（5分） |
| (2) 您的皮膚粗糙嗎？ | | | | |
| 沒有（1分） | 很少（2分） | 有時（3分） | 經常（4分） | 總是（5分） |
| (3) 您身體上有哪裡疼痛嗎？ | | | | |
| 沒有（1分） | 很少（2分） | 有時（3分） | 經常（4分） | 總是（5分） |
| (4) 您面色晦暗，或出現褐斑嗎？ | | | | |
| 沒有（1分） | 很少（2分） | 有時（3分） | 經常（4分） | 總是（5分） |
| (5) 您會出現黑眼圈嗎？ | | | | |
| 沒有（1分） | 很少（2分） | 有時（3分） | 經常（4分） | 總是（5分） |
| (6) 您容易忘事（健忘）嗎？ | | | | |
| 沒有（1分） | 很少（2分） | 有時（3分） | 經常（4分） | 總是（5分） |
| (7) 您口唇顏色偏黯（暗）嗎？ | | | | |
| 沒有（1分） | 很少（2分） | 有時（3分） | 經常（4分） | 總是（5分） |

計分方法：

❶**原始分**：簡單求和法。原始分數=各個條目的分值相加。

❷**轉化分數**：0～100分。轉化分數=（原始分-7）/28×100

❸**判定標準**：血瘀質轉化分≥40分，判定為「是」；轉化分為30～39分，判定為「傾向是」；轉化分＜30分，判定為「否」。

❹**判斷結果**：□是　□傾向是□否

**溫馨提醒**

　　既然氣滯可導致血瘀，在調理血瘀體質的過程中要以疏導氣機為基礎，生活中要減少生氣的機會，減少憂鬱不紓的情況出現，遇事不要斤斤計較，不要鑽牛角尖，以避免使身體氣滯而導致血瘀。

## 飲食調養：蓮藕、核桃仁，活血化瘀

　　血瘀體質者飲食上要注重以活血養血為主。常食核桃仁、油菜、山慈菇、黑大豆能產生活血祛瘀的作用。酒可少量常飲，醋可多吃，山楂粥、花生粥也不錯，肉類燉湯亦可以多吃。

　　下面具體介紹一下適合血瘀體質者的食物。

　　❶山楂：味酸、甘，性微溫。具有開胃消食、化滯消積、活血散瘀、化痰行氣的功效。用於肉食滯積、症瘕積聚、腹脹痞滿、瘀阻腹痛、痰飲、泄瀉、腸風下血等症。血瘀體質者可常食。

　　❷花生：性甘，味平，入脾、肺經。具有健脾和胃、利腎去水、理氣通乳、治諸血證的功效。血瘀體質者可經常食用。

　　❸蓮藕：生藕味甘，性寒，入心、脾、胃經。具有清熱、生津、涼血、散瘀、補脾、開胃、止瀉的功效，對熱病煩渴、吐血、衄血、熱淋等症也很有效。熟藕性溫，味甘；具有益胃健脾、養血補益、生肌、止瀉的功效，對肺熱咳嗽、煩躁口渴、脾虛泄瀉、食欲不振及各種血證也很有效。

　　❹蘑菇：味甘，性平。有消食、清神、平肝陽的作用。血瘀體質者可常食。

　　❺木耳：味甘，性平，歸胃、大腸經。具有益氣、潤肺、補腦、輕身、涼血、止血、澀腸、活血、強志、養容等功效；主治

氣虛或血熱所致腹瀉、崩漏、尿血、齒齦疼痛、脫肛、便血等病症。血瘀體質之人常食木耳有益。

❻**葛根**：性涼，味甘、辛。具有解表退熱、生津、透疹、升陽止瀉的作用。可用於外感發熱頭痛、高血壓頸項僵痛、口渴、消渴、麻疹不透、熱痢、泄瀉等症。血瘀體質者可常食。

❼**核桃仁**：味苦、甘，性平，歸心、肝、大腸經。有活血祛瘀、潤腸通便、止咳平喘的功效。

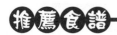

### 🍲鮮藕炒木耳

【原料】鮮藕片250克，黑木耳10克。

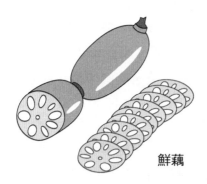

鮮藕

【作法】鮮藕洗淨連節切片，稍微炒一下；用溫水將黑木耳泡軟，放入少許調料，略微翻炒即可。

【功效】補脾開胃、益氣補虛、止血、散瘀和血，對氣血虧虛、乾咳少痰、痰中帶血、產後調養等均有益處。

### 🍲核桃仁粥

【原料】核桃仁、生地各10克，白米100克，桂心粉2克，紅糖50克。

【作法】核桃仁浸泡後去皮棄尖，與生地同洗淨後加入適量冷水，大火煮沸，改小火慢熬。30分鐘後，除去藥渣，將白米洗淨加入藥汁中煮粥。粥熟後加入桂心粉、紅糖。粥的稀稠可根據個人嗜好掌握。每次食1小碗，每天3～4次。該粥湯色紅亮，米爛出油，香甜可口，口感滑利。

【功效】中醫認為：「痛則不通，通則不痛。」核桃仁可活血化瘀、潤腸通便、養血活血；桂心、紅糖能溫通血脈而止痛；白米味甘性平，能益脾和胃，含有蛋白質、脂肪、糖

類、鈣、鐵和維生素B$_1$等；紅糖不僅能供給熱量，又富含鐵質。蛋白質和鐵質是造血的主要原料。此粥具有祛瘀通經、活血止痛、滋養脾胃之功效。

### 黑豆川芎粥

【原料】川芎10克，黑豆25克，白米50克。

【作法】川芎用紗布包裹，與黑豆、白米一起加水煮熟，加適量紅糖，分次溫服。

【功效】活血祛瘀，行氣止痛。

### 山楂紅糖湯

【原料】山楂10枚，紅糖適量。

【作法】山楂沖洗乾淨，去核打碎，放入鍋中，加清水煮約20分鐘，調以紅糖服用。

【功效】活血散瘀。

## 藥物調養：復元活血湯、血府逐瘀湯

中醫經絡學認為，人體內的氣血猶如自然界的河流，同樣也需「流動」，即經絡通暢。當氣血猶如河中之水運行有序，不受阻滯而流速平穩時，才能使血液保持正常的狀態。世間的事理、物理、醫理皆然，水流淤堵需要疏通河道，那麼血流、氣流阻滯也需活血化瘀，消滯清瘀，以使氣血流暢。血瘀體質者可採用地黃、丹參、紅花、雞內金、川芎、當歸、五加皮、地榆、續斷、益母草等加以調理。

下面為大家提供二則著名驗方：

### 復元活血湯

【來源】《醫學發明》。

【組成】柴胡、天花粉、核桃仁（酒浸）各12克，當歸、炮山甲各10克，紅花8克，生甘草5克，大黃（酒浸）18CC。

【作法】水煎服。

【主治】活血祛瘀，疏肝通絡。適用於跌打損傷，瘀血留於脅下，疼痛不已。

【禁忌】孕婦忌服。

### 血府逐瘀湯

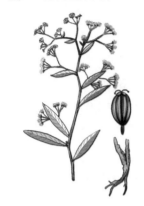

柴胡

【來源】《醫林改錯》卷上。

【組成】核桃仁12克，牛膝10克，當歸、生地、紅花各9克，枳殼、赤芍各6克，桔梗、川芎各4.5克，柴胡、甘草各3克。

【作法】水煎服。

【主治】活血祛瘀，行氣止痛。

## 四季調養：春季多運動，秋冬重禦寒

對血瘀體質的人來說，四季保養的關鍵季節是春天。這是因為春季屬「木」，相對應於人體則屬「肝」。為了使肝行氣調暢，血瘀體質者要「披髮緩行」，頭髮盡量蓬鬆，不要緊紮，穿衣服也要寬鬆，這都利於氣血的生發；不要有事沒事總生氣，心情豁達、開朗、淡定、坦然，肝氣就能舒暢，氣旺則血和，血和則健康；要多到戶外活動，不要總待在室內，一定要讓肝舒展，多做舒展側體的動作，比如一些拉伸運動。否則，肝臟不能正常疏泄，就會導致氣滯血瘀。

而秋冬氣溫低時，要特別注意保暖，根據天氣的變化適時地添加衣物。血瘀體質者還應多進行一些有益於促進氣血運行的運動，如易筋經、保健功、導引、按摩、太極拳、太極劍、五禽戲及各種舞蹈、步行健身法、徒手健身操等，持

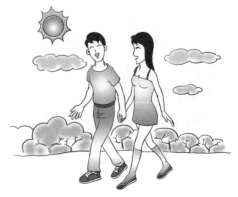

續經常性鍛鍊，可以使全身經絡、氣血通暢，五臟六腑調和，達到改善體質的目的。

第二章 偏頗體質，調理好脾胃讓你活百歲

## 第七節
## 氣鬱體質，養好脾胃讓你胸有陽光

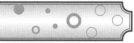

形體特徵：形體瘦者為多。

常見表現：常感到悶悶不樂，情緒低沉，易緊張、焦慮不安，多愁善感，女性常感到胸悶，乳房及兩脇部脹痛，喉部經常有堵塞感或異物感，容易失眠。

心理特徵：性格內向不穩定，憂鬱脆弱，敏感多疑。

發病傾向：易患失眠、憂鬱症、精神官能症。

對外界環境適應能力：對精神刺激適應能力較差。

### 無故嘆氣，幫你辨清氣鬱體質

李文傑的家庭不是很和睦，父母經常為一些小事吵架，在李文傑小的時候，父親常對母親怒罵甚至拳腳相加。他和妹妹只能躲到小屋裡，嘆氣，偷偷哭泣。如今，李文傑去外地上了大學，以為遠離了怒罵聲，自己會心裡平靜些。然而，讓他始料不及的是，他居然漸漸開始失眠。起初只是入睡困難，後來漸漸出現夢多，睡眠品質差，每天只能睡三、四個鐘頭。讀書效率明顯下降，還嚴重影響了日常生活。

李文傑的情況是比較典型的氣鬱體質。中醫認為，人體的氣，除與先天稟賦、後天環境以及飲食營養相關以外，還與腎、脾、胃、肺的生理功能密切相關。所以機體的各種生理活動，實質上都是氣在人體內運動的具體展現。當氣不能外達而結聚於內時，便形成「氣鬱」。氣鬱如果得不到調理，最易引起脾胃之氣

鬱滯，而出現氣機鬱結在消化道，逐漸導致血瘀、津凝等，形成積證，即現代醫學所說的腫瘤。

一般來說，氣鬱體質者性格多內向，缺乏與外界的溝通，常感到悶悶不樂、情緒低沉，容易緊張、焦慮不安，多愁善感，經常無緣無故地嘆氣，咽喉部常有堵塞感或異物感，容易失眠、健忘。對於女性而言，氣鬱很容易引起血瘀，女性月經的紊亂以及經前綜合症都與氣

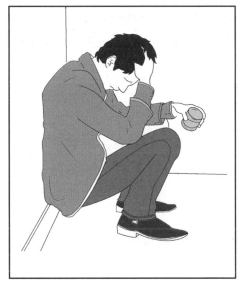

中醫認為，氣鬱多由憂鬱煩悶心情不舒暢所致。

鬱有關。另外，像經前胸部脹滿疼痛、經期腹痛、月經量少、月經延期甚至閉經等，都與氣鬱有一定的關係。因此，氣鬱了，就要及時解鬱，不要給氣鬱與血瘀留下攜手的機會。

**溫馨提醒**

　　氣鬱體質者要減少生氣的機會，遇事不要斤斤計較，不要鑽牛角尖，以避免使身體氣滯而導致血瘀。同時，還要注意房事有節，免得腎氣虧損，人體衰弱，加強了氣鬱體質。

## 附：中醫體質分類與判定自測表—氣鬱體質

請根據近一年的體驗和感覺，回答以下問題：

| （1）您感到悶悶不樂嗎？ | | | | |
|---|---|---|---|---|
| 沒有（1分） | 很少（2分） | 有時（3分） | 經常（4分） | 總是（5分） |
| （2）您容易精神緊張、焦慮不安嗎？ | | | | |
| 沒有（1分） | 很少（2分） | 有時（3分） | 經常（4分） | 總是（5分） |
| （3）您多愁善感、感情脆弱嗎？ | | | | |
| 沒有（1分） | 很少（2分） | 有時（3分） | 經常（4分） | 總是（5分） |
| （4）您容易感到害怕或受到驚嚇嗎？ | | | | |
| 沒有（1分） | 很少（2分） | 有時（3分） | 經常（4分） | 總是（5分） |
| （5）您脅肋部或乳房疼痛嗎？ | | | | |
| 沒有（1分） | 很少（2分） | 有時（3分） | 經常（4分） | 總是（5分） |
| （6）您無緣無故嘆氣嗎？ | | | | |
| 沒有（1分） | 很少（2分） | 有時（3分） | 經常（4分） | 總是（5分） |
| （7）您咽喉部有異物感，且吐之不出、嚥之不下嗎？ | | | | |
| 沒有（1分） | 很少（2分） | 有時（3分） | 經常（4分） | 總是（5分） |

計分方法與判定標準：均同「血瘀質」

**判斷結果**：□是□傾向是□否

# 飲食調養：蕎麥、百合，理氣解鬱

　　氣鬱體質者在飲食調理方面要本著理氣解鬱、調理脾胃的原則選食物，平時加強飲食調補，健脾養心安神；可少量飲酒，以活動血脈，提高情緒；多食一些能行氣的食物，以蔬菜和營養豐富的魚、瘦肉、乳類、豆製品為宜，如佛手、柳丁、柑皮、蕎麥、韭菜、茴香、大蒜、火腿、高粱皮、刀豆等；常吃柑、橘以理氣解鬱；痰鬱者平時常吃蘿蔔，順氣化痰；忌食辛辣、咖啡、濃茶等刺激品，少食肥甘厚味的食物及收斂酸澀之物，如烏梅、南瓜、泡菜、石榴、青梅、楊梅、草莓、楊桃、酸棗、李子、檸檬等，以免阻滯氣機，氣滯則血凝。亦不可多食冰冷食品，如雪糕、冰淇淋、冰凍飲料等。

　　下面再為大家介紹幾種適合氣鬱體質者食用之品：

❶**蕎麥**：味甘、平，性寒。能健脾除濕，消積降氣。

❷**韭菜**：味甘、辛，性溫，無毒。有溫中、下氣、補虛、調和腑臟、增加食慾、益陽等作用。

❸**橘**：味甘、酸，性平，歸肺、胃經。有潤肺生津、理氣和胃的功效。

❹**蘿蔔**：味辛、甘，性平，入脾、胃經。具有消積滯、化痰清熱、下氣寬中、解毒等功效。

## 推薦食譜

### 🍲甘麥紅棗粥

【原料】小麥50克，紅棗10枚，甘草15克。

【作法】先煎甘草，去渣，後入小麥及紅棗，煮粥。空腹服用。

【功效】益氣安神。適用於婦女臟器燥熱，精神恍惚，時常悲傷欲哭，不能自持者，或失眠盜汗、舌紅、脈細而數者。

### 百合蓮子湯

【原料】乾百合100克，乾蓮子75克，冰糖75克。

【作法】將百合浸泡一夜後，沖洗乾淨。蓮子浸泡4小時，沖洗乾淨。將百合、蓮子置入清水鍋內，大火煮沸後，加入冰糖，改用小火繼續煮40分鐘即可。

【功效】安神養心，健脾和胃。

### 橘皮粥

【原料】橘皮50克，白米100克。

【作法】將橘皮研細末備用。白米淘洗乾淨，放入鍋內，加清水，煮至粥將成時，加入橘皮，再煮10分鐘即成。

【功效】理氣運脾，用於脘腹脹滿、不思飲食。

### 菊花雞肝湯

【原料】銀耳15克，菊花10克，茉莉花24朵，雞肝100克，料理酒、薑汁、食鹽各適量。

【作法】將銀耳洗淨撕成小片，清水浸泡待用；將菊花和茉莉花用溫水洗淨；將雞肝洗淨，切薄片備用；將水燒沸，先入料理酒、薑汁、食鹽，隨即下入銀耳及雞肝，燒沸，撈去浮沫，待雞肝熟，調味。再入菊花、茉莉花稍沸即可。佐餐食用。

【功效】疏肝清熱，健脾寧心。

## 藥物調養：柴胡疏肝飲、半夏厚朴湯

　　氣鬱體質者用藥以疏肝、理氣、解鬱為原則，常用木香、香附、白豆蔻、草豆蔻、砂仁、烏藥、川楝子、小茴香、青皮、柴胡、鬱金、川芎、陳皮等藥為主組成的方劑。若氣鬱引起血瘀，應配以活血化瘀藥。

### 柴胡疏肝飲

【來源】《景岳全書》。

【組成】柴胡15克，枳殼15克，赤芍15克，甘草5克，香附25克，川芎7.5克，砂仁5克，乾曬參15克，白朮10克，茯苓25克，陳皮25克，半夏7.5克，知母10克，豬苓15克，澤瀉15克，厚朴15克，黃芩15克，黃連15克，乾薑5克，薑黃7.5克。

【作法】水煎，每日1劑，早晚食後服。

【功效】疏肝、行氣、利水。適用於肝鬱氣滯，失其疏利三焦之職，發為腹水。

### 半夏厚朴湯

【來源】《金匱要略》。

【組成】半夏12克，厚朴9克，茯苓12克，生薑15克，蘇葉6克。

【作法】水煎服。厚朴和蘇葉煎煮時，先以清水浸泡半小時，而後煎15分鐘即可，不宜過長。

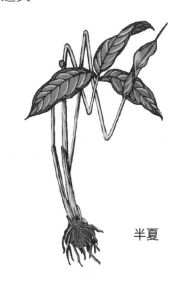

半夏

【功效】行氣散結，降逆化痰。適用於婦人咽中如有炙臠；喜、怒、悲、思、憂、恐、驚之氣結成痰涎，狀如破絮，或如梅核，在咽喉之間，咯不出，嚥不下，此七氣所為也；或中脘痞滿，氣不舒快，或痰涎壅盛，上氣喘急，或因痰飲中結，嘔逆噁心，舌苔白潤或白膩，脈弦緩或弦滑。

養脾護胃嚴選治療：中醫圖解，快速養護氣血之源

## 四季調養：春夏早睡早起，秋冬勞逸適中

　　春應肝，主疏泄；夏應心，主神明。氣鬱體質者多心情鬱悶，敏感多慮，愁緒糾結。因此，建議隨著氣溫升高，氣候逐漸變暖，氣鬱體質者要適當進行一些戶外運動補充陽氣，同時放鬆心情。尤其在進入穀雨節氣，自然界萬物復甦時，人們應該做到早睡早起，在春光中舒展你的四肢，呼吸新鮮空氣，以順應春陽萌生的自然規律。

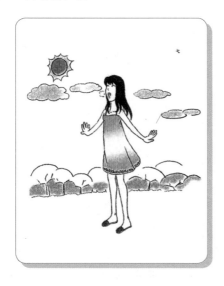

適量進行一些戶外運動，多參加一些公益活動。

　　秋應肺，主宣發；冬應腎，主藏精。如果有陰虛內熱，肺的肅降不好者，要把握秋天補；身體有腎虧狀況者，就要把握冬季補。結合氣鬱體質者的特點，要平衡工作和生活，做到勞逸調和，同時，還要注意房事有節，免得腎氣虧損，人體衰弱，加強了氣鬱氣質。飲食調養：健脾安神，少量飲酒。

# 第八節
# 特稟體質，養好脾胃讓你笑迎春光

形體特徵：有畸形，或有先天生理缺陷。

常見表現：過敏體質，容易對藥物、食物、氣味、花粉過敏，皮膚常因過敏出現紅色瘀點、瘀斑，即使不是感冒也經常鼻塞、打噴嚏、流鼻涕。

心理特徵：無特殊。

發病傾向：凡遺傳性疾病者，多表現為親代有相同疾病，或出生時即有缺陷；若為過敏體質，易出現藥物過敏、花粉症、哮喘等過敏性疾病。

對外界環境適應能力：過敏體質者對季節適應能力差，易引發宿疾。

## 頻繁過敏，幫你揭祕特稟體質

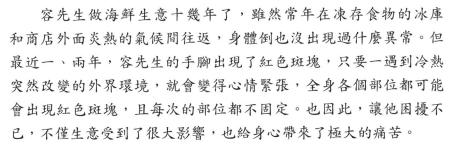

容先生做海鮮生意十幾年了，雖然常年在凍存食物的冰庫和商店外面炎熱的氣候間往返，身體倒也沒出現過什麼異常。但最近一、兩年，容先生的手腳出現了紅色斑塊，只要一遇到冷熱突然改變的外界環境，就會變得心情緊張，全身各個部位都可能會出現紅色斑塊，且每次的部位都不固定。也因此，讓他困擾不已，不僅生意受到了很大影響，也給身心帶來了極大的痛苦。

容先生的情況屬於中醫所指的特稟體質。特稟體質是由於先天稟賦不足和稟賦遺傳等因素造成的一種特殊體質，包括先天性、遺傳性的生理缺陷與疾病、過敏反應等。

特稟體質有多種表現，比如有的人即使不感冒也經常鼻塞、

打噴嚏、流鼻涕，容易患哮喘，容易對氣味、花粉、季節過敏；有的人皮膚容易起蕁麻疹，皮膚常因過敏出現紫紅色瘀點、瘀斑，皮膚常一抓就紅，並出現抓痕，與西醫所說的過敏體質有些相像。食物過敏在過敏體質中也很明顯，如果某些人是易過敏性體質的話，不但進食海鮮會產生反應，進食諸如蠶蛹、蜂蛹，甚至雞蛋也會出現類似情況。也因此，一些過敏體質者看著自己想吃的食物卻只有望而卻步的份。

## 先天稟賦對特稟體質影響最大

在9種體質中，特稟體質受遺傳的影響最大。若父母都是過敏體質，那子代被遺傳為特稟體質的機率有70%，而若只有父親一人為過敏體質，那孩子被遺傳的機率為30%，但若母親為過敏體質，那孩子被遺傳的機率則會達到50%。這也說明了母親對子代體質的影響更大。有關調查顯示，特稟體質者親屬中患過敏性哮喘、過敏性鼻炎、濕疹等疾病的比例要比一般群體高很多。

現在請你根據近一年的體驗和感覺，回答以下問題：

| （1）您沒有感冒時也會打噴嚏嗎？ | | | | |
|---|---|---|---|---|
| 沒有（1分） | 很少（2分） | 有時（3分） | 經常（4分） | 總是（5分） |

| （2）您沒有感冒時也會鼻塞、流鼻涕嗎？ | | | | |
|---|---|---|---|---|
| 沒有（1分） | 很少（2分） | 有時（3分） | 經常（4分） | 總是（5分） |

| （3）您有因季節變化、溫度變化或異味等原因而咳喘的現象嗎？ | | | | |
|---|---|---|---|---|
| 沒有（1分） | 很少（2分） | 有時（3分） | 經常（4分） | 總是（5分） |

| （4）您容易過敏（對藥物、食物、氣味、花粉或在季節交替、氣候變化時）嗎？ | | | | |
|---|---|---|---|---|
| 沒有（1分） | 很少（2分） | 有時（3分） | 經常（4分） | 總是（5分） |

| （5）您的皮膚容易起蕁麻疹（風團、風疹塊、風疙瘩）嗎？ | | | | |
|---|---|---|---|---|
| 沒有（1分） | 很少（2分） | 有時（3分） | 經常（4分） | 總是（5分） |

| （6）您因過敏出現過紫癜（紫紅色瘀點、瘀斑）嗎？ | | | | |
|---|---|---|---|---|
| 沒有（1分） | 很少（2分） | 有時（3分） | 經常（4分） | 總是（5分） |

| （7）您的皮膚一抓就紅，並出現抓痕嗎？ | | | | |
|---|---|---|---|---|
| 沒有（1分） | 很少（2分） | 有時（3分） | 經常（4分） | 總是（5分） |

計分方法：

❶**原始分**：簡單求和法。原始分數=各個條目的分值相加。

❷**轉化分數**：0～100分。轉化分數=（原始分－7）/28×100

❸**判定標準**：特稟體質轉化分≥40分，判定為「是」；轉化分為30～39分，判定為「傾向是」；轉化分＜30分，判定為「否」。

❹**判斷結果**：□是□傾向是□否

第二章 偏頗體質，調理好脾胃讓你活百歲

# 飲食調養：烏梅、黃耆，益氣固表

特稟體質的人在飲食上要清淡均衡，粗細搭配要適當，葷素配伍要合理。多食益氣固表的食物，如烏梅、黃耆、當歸、白米、紅棗、魚腥草、苦瓜、馬齒莧、苦菜、白蘿蔔等，忌吃魚、蝦、海鮮、鵝肉等發物，少吃蕎麥、蠶豆、白扁豆、茄子、酒、辣椒、濃茶、咖啡等辛辣食物。

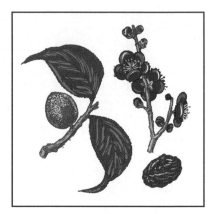

烏梅

在此為大家推薦三則適合特稟體質者的食療方：

## 固表粥

【原料】烏梅15克，黃耆20克，當歸12克，白米100克，冰糖適量。

【作法】烏梅、黃耆、當歸放砂鍋中加水煎開，再用小火慢煎成濃汁，取出藥汁後，再加水煎開後取汁，用汁煮白米成粥，加冰糖趁熱食用。

【功效】益氣固表，利水退腫。

## 黃耆靈芝保湯

【原料】黃耆、靈芝各30克，瘦肉120克，生薑1塊，鹽適量。

【作法】瘦肉切丁，生薑去皮；用清水將黃耆、靈芝浸泡30分鐘；取一砂鍋先將黃耆、靈芝放入，後放瘦肉及生薑並加入適量的清水，按個人喜好加入適量的鹽，在鍋內隔水大火燉3個小時後關火即可。

【功效】黃耆具有補氣開陽、益衛固表、排毒生肌、利水退腫的功效。靈芝扶正固本，增強免疫功能，提高機體抵抗力。

【備註】以上方子為成人用量，建議小孩食用時，每月2

次，每次份量可分為3次食用，可存放冰箱留下次食用。

### 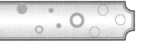蔥白紅棗雞肉粥

【原料】白米、連骨雞肉各100克，紅棗10枚（去核），薑、香菜、蔥、鹽各適量。

【作法】將上料分別洗淨，薑切片，香菜、蔥切末。鍋內加水適量，放入雞肉、薑片大火煮開。然後放入白米、紅棗熬45分鐘左右。最後加入蔥白、香菜、鹽、高鮮味精調味。

【功效】益氣固表，適用於過敏性鼻炎見鼻塞、噴嚏、流清涕者。

## 藥物調養：玉屏風散、消風散

特稟體質者對過敏季節適應能力很差，容易引起舊病發作。因此，在藥物調理上以益氣固表、養血消風為主。常用的中藥有：黃耆、白朮、荊芥、防風、蟬蛻、烏梅、益母草、當歸、生地、黃芩、丹皮等。

下面為大家提供兩則適用於特稟體質的藥方：

### 消風散

【來源】《外科正宗》卷四。

【組成】當歸、生地、防風、蟬蛻、知母、苦參、胡麻仁、荊芥、蒼朮、牛蒡子、石膏各6克，甘草、木通各3克。

【作法】水煎，空腹服。

【加減】若風熱偏盛而身熱、口渴者，加金銀花、連翹以疏風清熱解毒；濕熱偏盛、胸脘痞滿、身重乏力、舌苔黃厚而膩者，加地膚子、車前子、梔子等以清熱利濕；血分熱甚、五心煩熱、舌紅或絳者，加赤芍、丹皮、紫草以清熱涼血。蕁麻疹、過敏性皮炎、稻田性皮炎、藥物性皮炎、神經性皮炎等屬風濕型皮膚病患者，均可加減運用。

【功效】疏風養血，清熱除濕。適用於風疹、濕疹，皮膚疹出色紅，或遍身雲片斑點，

搔癢，抓破後滲出津水，苔白或黃，脈浮數。

### 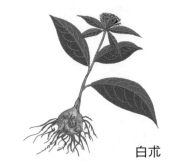 玉屏風散

【來源】《醫方類聚》卷一。

【原料】防風30克，黃耆（蜜炙）60克，白朮60克。

【作法】研末，每日2次，每次6～9克，紅棗煎湯送服；亦可做湯劑，水煎服，用量按原方比例酌減。

【功效】補脾實衛，益氣固表，止汗。適用於表虛自汗，易感風邪；風雨寒濕傷形，皮膚枯槁。汗出惡風，面色蒼白，舌淡，苔薄白，脈浮虛。亦治虛人腠理不固，易感風邪。本方常用於過敏性鼻炎、上呼吸道感染屬表虛不固而外感風邪者，以及腎小球腎炎易於傷風感冒而誘致病情反覆者。

白朮

【禁忌】若屬外感自汗或陰虛盜汗，則不宜使用。

## 四季調養：春季升陽，謹防過敏

春三月，春暖花開，此時是人們最容易罹患花粉過敏症的季節，春季出遊時，要防備花粉過敏。過敏體質的人一旦接觸到花粉，內部組織就認為花粉是一個外來的侵入者，立刻像刺蝟一樣豎起渾身的刺反擊，目的是保護自己。由於大規模啟動了身體內的免疫功能，所以身體就出現了流鼻涕、打噴嚏、流眼淚、咳嗽、嘔吐、皮疹等現象，這屬於身體反應過度，對身體也產生了損耗。

要在起居上避免過敏原。保持室內清潔、通風，被褥、床單要經常洗曬，可防止對塵蟎過敏。室內裝修後，不宜立即搬進去

居住，應打開窗戶，讓油漆、甲醛等化學物質揮發乾淨後再搬進新居。春季室外花粉較多時，要減少在室外活動的時間，如此可防止對花粉過敏。不宜養寵物，以免對動物皮毛過敏。起居應有規律，保持充足的睡眠時間。

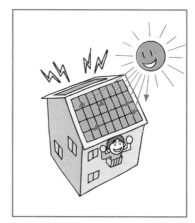

保持室內清潔、通風，被褥、床單要經常洗曬，可防止對塵蟎過敏。

# 第三章

# 飲食養脾胃，脾胃健運的首選

...............................................

　　一碗陽春麵的時代漸漸遠去了，對於「吃」這件在大眾看來「最實惠」的事情，富裕起來的人們絕不吝嗇。遺憾的是，很多人奉行的是「我喜歡我選擇」，執行的是「想吃什麼就吃什麼」，從來就沒有問問「身體真正需要什麼」。儘管你用的是自己包裡的錢，儘管你有主宰自己生活的權利，但這裡我們還是要告訴你：吃不是隨心所欲的事，要顧及自己的喜好，更要尊重身體健康的需要，否則，「肥胖」了身體，卻「枯瘦」了健康。

# 第一節
# 溫補脾陽，讓脾臟的陽氣「旺」起來

　　溫補脾陽之法適用於脾陽虛證，脾陽虛證是指脾的陽氣虛弱，溫煦功能減退，導致寒從內生的病理狀態，也可因飲食失調、過食生冷，或因寒涼藥物太過，損傷脾陽，命門火衰，火不生土而致。臨床多表現為脘腹疼痛、喜溫喜按、畏寒肢冷、喜熱飲、大便清稀、倦怠神疲、納食減少；或泛吐清涎、或水腫、或婦女白帶量多而清稀；舌淡胖或有齒痕、苔白滑、脈沉弱。

## 芡實，暖脾健胃，固腎澀精

　　中醫認為，芡實乾澀而平，入脾、腎經，具有暖脾健胃、固腎澀精的作用，特別適合脾虛而大便泄瀉，或脾虛婦人帶下者食用。有人不禁就會發問：人的脾需要暖嗎？實際上，任何東西都需要有適宜的生存環境，人體的脾也是如此，它需要一定的溫度、濕度才能正常地配合胃進行有序地工作。如果過食寒涼飲食、起居無常或淋雨受寒等而沒有及時調理，都

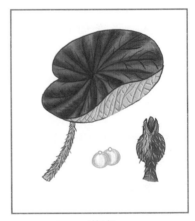

芡實

會導致我們的脾臟系統功能失常，出現腰酸膝痛、小便失禁、帶下、遺精、濕痹等疾病，對於這樣的疾病，用芡實來治效果就比較好。

　　芡實分生用和炒用兩種。生芡實以補腎澀精為主，而炒芡

實以健脾開胃為主。炒芡實一般中藥店有售，因炒製時，要加麥麩，並要掌握一定的火候，家庭製作不方便。另外，亦有將芡實炒焦使用的，主要以補脾止瀉為主。

## 推薦食譜

### 🍚芡實蓮子粥

【原料】芡實15克，蓮子（去心）20克，山藥18克，薏仁15克。

【作法】將芡實、蓮子洗淨，用冷水泡半個小時，山藥洗淨，切成段。將以上各料放入鍋內，加適量水，待水開後用小火煮爛為止，加白糖適量，連渣分2次服之。

【功效】溫補脾陽，治療脾虛久瀉。

### 🍚蘿蔔蓮子芡實豬舌湯

【原料】蘿蔔、豬骨各750克，豬舌500克，蓮子50克，芡實25克，蜜棗3枚。

【作法】將蘿蔔連皮洗淨，斜向切成中塊；蓮子、芡實、蜜棗去核洗淨，用清水稍浸泡；豬舌反覆刮洗乾淨，切成大塊，連同豬骨用開水稍煮沸片刻，去掉血水，豬骨過水後則用刀背敲裂；把所有材料一起放進燉鍋燉2個半小時，放適量食鹽和少量油調味便可。此量可供3～4人用。

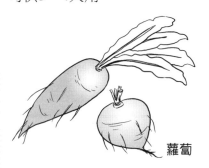

蘿蔔

【功效】蘿蔔性涼味辛甘，能消積滯、化痰熱、下氣、寬中；蓮子性平味澀，能健脾胃、養心神；芡實性平味甘淡，能補脾止瀉；蜜棗性平味甘，具益氣生津、滋潤肺胃的作用；豬舌能補益氣血、滋補強壯；豬骨補血生髓、強筋壯骨。合而為湯，則清潤滋補、寬中下氣，可除春寒祛濕困。

### 🍚芡實根燉雞

【原料】芡實根250克，雞1隻。

【作法】將芡實根洗淨，雞去毛和內臟，加水與芡實共燉，直到煮爛為止，去藥渣，加佐料，吃雞喝湯。

【功效】滋補肝腎，溫補脾胃。治療脾腎虛弱所致的白帶過多。

### 溫馨提醒

任何一種食物和藥物，只有學會正確使用，才能恰到好處地發揮其功效。芡實也是一樣。如果我們的脾沒有什麼毛病，或者體質偏熱，容易出現唇紅、口渴症狀，這時我們不僅不需要暖脾，反而需要我們把脾涼下來。如果再用芡食來養生的話，反而會使我們的身體越來越糟。

## 牛肉，滋養脾胃，補中益氣

牛肉素有「肉中驕子」的美稱，是第二大肉類食品，僅次於豬肉。中醫認為，牛肉有補中益氣、滋養脾胃、強健筋骨、化痰息風、止渴止涎的功效，適用於中氣下陷、氣短體虛、筋骨酸軟、貧血久病以及面黃肌瘦的人。《本草綱目》中記載牛肉「安中益氣、養脾胃、補益腰腳、止消渴及唾涎」。

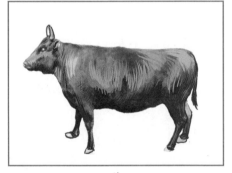

牛

現代醫學研究證實，牛肉中含有豐富的蛋白質，胺基酸組成比豬肉更接近人體需要，能提高機體抗病能力，對生長發育及手術後、病後調養的人特別適宜。在牛肉的烹調方面，牛肉和馬鈴

薯是絕配，因為二者同屬長土，滋養脾胃的功效可謂超強，並且作法簡單，吃起來也香濃可口，而且可以在烹飪的過程中加入不同的調料。

## 推薦食譜

### 牛肉膠凍

【原料】牛肉1000克，黃酒250CC，低納鹽適量。

【作法】將牛肉洗淨，放入鍋中，加水適量，旺火煮沸10分鐘，再取出牛肉，沖淨浮沫，切成小塊。將牛肉再入鍋加水煮沸，改小火煮半個小時調入黃酒和食鹽，繼續煮至肉爛汁稠即可。

【功效】補氣益氣、健脾安中，適用於氣血虧虛患者食用。

### 清蒸牛肉

【原料】水牛肉500克，蔥、薑、醋、醬油、黃酒、香油各適量。

【作法】將牛肉洗淨，剔去筋膜，切薄片，盛蒸盆內；加薑末，蔥段拌勻，使入味後，上籠蒸熟爛，起鍋扣入碗內，加黃酒、醬油、醋、拌牛肉即成。佐膳食用。

【功效】溫補脾陽，強筋健骨。適合脾氣虛弱的人常食，對於有濕疹、過敏和其他皮膚病的人尤其適合。

### 蔥爆牛肉

【原料】牛里脊肉200克，蔥花15克，太白粉10克，薑末、蒜片、青蒜各2克，料理酒、醋各5CC，醬油25CC，植物油100CC（實用約20CC）。

【作法】剔去牛里脊肉上的薄膜，切成3公分的薄片，加入醬油10克，太白粉及少量清水調拌好待用；蔥、青蒜等洗淨切成2公分長的斜段；薑切成碎末；蒜切成薄片。炒勺燒熱後，倒入植物油，旺火加熱，燒到冒煙時，倒入調好的肉片，旺火爆炒20秒鐘，邊炒邊用鍋鏟翻攪，以防肉片黏連，炒好放入漏勺中瀝去油。再燒熱炒勺，倒入油少許，旺火加熱後，放入薑、蔥、蒜炒成微

黃色，再將爆好的肉片倒入，同時放入醬油、料理酒、醋、水少許，旺火快炒幾下，撒上青蒜段即成。

【功效】補脾胃，益氣血。適用於脾胃陰虛、消渴多飲等症。

---

**溫馨提醒**

現代醫學研究認為，牛肉屬於紅肉，含有一種惡臭乙醛，容易誘發腸癌，尤其是結腸癌，所以食之不宜太多，一般一週吃一次即可，另外，牛肉脂肪更應少食為妙，否則容易增加體內的膽固醇和脂肪的累積。牛肉受風吹後容易變黑，進而變質，要注意保存。

---

## 豬脾，補益脾胃，消積化食

中醫素有「以臟養臟」之說，即常吃動物的什麼臟器就可以滋補人的同種臟器，這是基於「天人合一」和「同氣相求」的原理而形成的。人們千百年來實際利用的結果，也證明確實有效。在中醫看來，豬的脾臟能益脾胃，助消化，善養虛勞瘦弱，消渴、疳積，對脾胃虛損所致的形體消瘦、脘腹脹滿、食欲不振、倦怠乏力，確有康復保健之效。

### 推薦食譜

**豬脾粥**

【原料】豬脾、豬胃各1具，白米100克，低納鹽、雞湯塊（請斟酌使用）各少許。

【作法】豬脾、豬胃洗淨，細切，與白米同煮為粥，加低納鹽、雞湯塊調味，空腹食用。

【功效】溫補脾陽。治療脾胃氣弱所致的食欲缺乏、米穀不化、下痢、泄瀉、小便頻數等

症。

### 豬脾養生散

【原料】豬脾7個，皮硝3克，水紅花子35克（7錢）

【作法】將豬脾用新針刺爛，以皮硝擦之，瓷器盛7天，鐵器焙乾，再用水紅花子35克（7錢）同搗為末，以無灰酒空心調下。

【功效】溫補脾陽，消腫化結。治療脾積痞塊、食積不化等症。

### 豬脾棗米粥

【原料】豬脾2個，紅棗10枚，白米100克。

【作法】將豬脾洗淨切片，鍋中微炒，加入紅棗、白米添水煮粥，可酌加白糖調味，空腹服食，每日1次。10天為一療程。

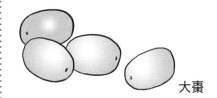
大棗

【功效】養脾和胃，消積化食。治療脾胃虛弱、飲食不化，脘腹脹滿、食欲減退等症效果極佳。

## 黃鱔，健脾溫陽，補氣養血

黃鱔，又稱鱔魚。自古以來，黃鱔即被認為是補益佳品。據《本草綱目》記載，黃鱔有健脾溫陽、補氣養血、滋補肝腎、祛風通絡等功效，特別適合氣血不足、虛羸瘦弱、食欲不振、產後惡露不盡、肢體痠痛、腰腳無力者食用。

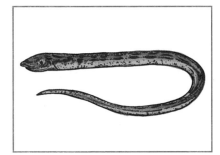
黃鱔

現代醫學研究證實，鱔魚中含有豐富的DHA和卵磷脂，是人體各器官組織細胞膜的主要成分，同時也是腦細胞不可缺少的營

養，高血脂、糖尿病、肥胖症患者多食有益；鱔魚還含有豐富維生素A，有增進視力、潤澤肌膚的功效。

## 推薦食譜

### 黃鱔溫脾湯

【原料】黃鱔1條，白芍、山藥各10克，生薑3片，鹽少許。

【作法】將黃鱔剝去內臟，洗淨，切成粗塊，放入燉鍋中，加入白芍、山藥、薑片及適量水，燉約3小時，調味即成。

【功效】補中益氣，固腎溫脾。適用於脾胃虛寒所致的胃寒怕冷、便溏、腰痛等症。

### 鱔魚辣湯

【原料】鱔魚絲20克，雞絲5克，雞蛋1個，麵筋5克，太白粉、白胡椒粉、醬油、醋、蔥、薑、麻油、低納鹽、雞湯、鱔魚湯各適量。

【作法】鍋內放入雞湯、鱔魚湯各1碗，加水適量燒開，再放入鱔魚絲、雞絲、麵筋，加入醬油、醋、蔥、薑、低納鹽，稍煮片刻，倒入雞蛋成花，再加入太白粉勾芡，開鍋內盛入碗中，加上白胡椒粉、麻油即成。

【功效】溫中補虛。適用於胃脘冷痛、乏力頭暈等症。

### 乾燒鱔魚絲

【原料】鱔魚肉150克，芹菜莖40克，豆瓣醬、醬油、蒜、料理酒、花生油、醋、生薑、花椒、胡椒各適量。

【作法】將鱔魚肉切成細絲。將油燒熱後放入鱔魚絲，炒至半熟時，加料理酒、豆瓣醬、薑片、蒜絲，翻炒幾下，放醬油、肉湯，用慢火煮至湯汁快乾時，再加醋翻炒幾下，盛入盤中，撒上炒焦的花椒粉及胡椒粉即可。

【功效】補益健脾，散風通絡。

# 第二節
## 滋補脾陰，讓脾臟的津液「潤」起來

滋補脾陰之法適用於脾陰虛證。脾陰虛證是指由內外因素造成脾臟陰津虧損，致機體內外失去濡養、滋潤的病理狀態。臨床多表現為腹中輕度灼痛，納食減少，食後腹脹水穀不消，口乾不欲飲，肌肉瘦削，神疲乏力，手足煩熱，便祕或不調，舌淡紅或紅而不絳，無苔或少苔，脈細或細數。

## 山藥，補脾養胃、生津益肺

山藥的模樣貌不驚人，但其養生效果不容小覷。《本草綱目》稱其「益腎氣、健脾胃、止泄痢、化痰涎、潤皮毛」；《景岳全書》記載，山藥能「健脾補虛，滋精固腎，治諸虛百損，療五勞七傷……」《藥品化義》說道，山藥「溫補而不驟，微香而不燥，循循有調肺之功，治肺虛久嗽，何其穩當」；清末最有名的大醫家張錫純對山藥更是推崇備至，讚揚山藥：「能滋陰又能利濕，能滑潤

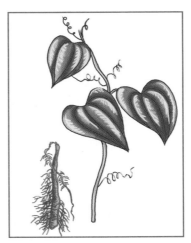

山藥

又能收澀。是以能補肺、補腎、兼補脾胃……在滋補藥中誠為無上之品，特性甚和平，宜多服常服耳」。在其醫學專著《醫學衷中參西錄》中曾屢用大劑量生山藥一味，治療了許多諸如大喘欲絕、滑瀉無度等危急重症。

其中，生山藥有補脾養胃、生津益肺、補腎澀精的功效，常用於脾虛食少、久瀉不止、肺虛咳喘、腎虛遺精、帶下、尿頻等症；炒山藥能補脾健胃，常用於脾虛食少、泄瀉便溏等症。簡而言之，就是補陰宜用生山藥，健脾止瀉宜用炒山藥。

近年研究指出，山藥最富營養的成分在它的黏液中，構成這種黏液的主要成分是甘露聚糖和黏蛋白（醣蛋白的一種）。甘露聚糖是一種能溶解於水的半纖維素，可吸水膨脹80～100倍，吃了以後在胃中體積變大，容易產生飽腹感；黏蛋白可降低血液膽固醇，預防心血管系統的脂質沉積，有利於防止動脈硬化。山藥對於糖尿病有輔助療效，除了易產生飽腹感，有利於控制食量外，甘露聚糖還有改善糖代謝、提高胰島素敏感性的功用。

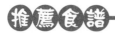

**黃精山藥燉雞**
【原料】黃精30克，山藥150克，雞肉500克，調味品適量。
【作法】將雞洗淨切塊，同上藥放入鍋中，加水適量，燉熟，調味即可。分2次食用，隔天1次，連服數次。
【功效】滋補脾陰，化濕止瀉。適用於濕熱、腹瀉、更年期綜合症屬陰虛或氣陰兩虛者。

**拔絲山藥**
【原料】山藥500克、桂花滷2克、冰糖75克、熟白芝麻5克、熟花生油1000CC。

【作法】將山藥刮去皮切滾刀塊，冰糖碾碎，鍋內注入油燒至五分熱，放入山藥炸至金黃，皮脆裡熟，倒入漏勺內。鍋內留油少許，放入冰糖和一勺清水，加入桂花滷2克熬糖，待糖汁表面的大氣泡變小，色澤開始變得微微有些淺紅時，馬上將炸過的山藥、熟白芝麻倒入鍋中翻動，用糖汁將山藥包勻，倒入抹過油的盤中，迅速上席即可。
【功效】健脾除濕，益肺固腎，益精補氣。對胃部疼痛、不思飲食的患者具有良好的療效。

### 🍲山藥桂圓燉甲魚

【原料】山藥片30克，桂圓肉20克，甲魚1隻（約重500克）。

【作法】先將甲魚宰殺，洗淨去腸雜，連甲帶肉加水適量，與山藥、桂圓肉清燉至爛熟。

【功效】滋陰清熱，健脾安神，消痞散結。

## 燕窩，滋補肺陰，善補脾胃

燕窩，又稱燕菜、燕根、燕盞、金絲等，實則是指燕子分泌出來的唾液，再混合其他物質（如羽毛、草枝）所築成的巢穴。它既是名貴的烹飪原料，又是營養價值極高的補品。據《本草綱目》記載：「燕窩甘淡平，大養肺陰，化痰止咳，補而能清，為調理虛勞之聖藥。」

現代醫學研究證實，燕窩富含蛋白質、各種小分子肽類和小分子胺基酸，磷、鈣、鉀等元素含量也很高，同時也有少量的膠原蛋白，可以滋養皮膚，讓人看起來更年輕。不過，如果期望吃一兩次就有神奇功效是不現實的。想要達到美容養顏又養身的效果，就需要持續吃才行。一般1週吃2次，連續吃1個月左右才能有效果。

### 🍲推薦食譜

### 🍲冰糖燕窩粥

【原料】燕窩10克，白米100克，冰糖50克。

【作法】砂鍋中倒入適量的水，用大火加熱，水溫後把事先泡發好的燕窩放入鍋中，攪拌均勻，蓋上蓋用大火滾煮。幾分鐘後水沸騰時，將淘洗乾淨的白米下鍋，再用大火燒開。燒開後改小火慢熬約1小時左右，再放入冰糖，等冰糖溶化後就可以起鍋了。

【功效】滋補脾陰，養血益氣、添精生髓的作用，適用於

身體虛熱之吐血、久痢、久瘧等症。

### 雪蛤銀耳燉燕窩

【原料】雪蛤、燕窩、銀耳各3克，冰糖30克。

【作法】將燕窩、雪蛤、銀耳用溫水浸透；燕窩鑷去燕毛撕成條狀；雪蛤漂洗乾淨，刮去黑色雜質，切成小塊；銀耳撕成瓣狀；將燕窩、雪蛤、銀耳放進燉盅，加沸水1碗，把燉盅蓋上，隔水燉之；待鍋內水開後，先用大火燉30分鐘，後用中火燉1小時，加進冰糖後再用小火燉30分鐘即可。

【功效】滋補脾胃，補虛去損。常食可滋補容顏。

### 燕窩蟲草燉土雞

【原料】燕窩約15克，蟲草5克，土雞半隻，薑2片，黃酒、鹽少許。

【作法】燕窩用清水浸泡發開，再用清水洗滌，撈起瀝乾水份，備用；蟲草洗淨瀝乾備用；土雞去皮，過水，斬大塊備用；將土雞、蟲草、薑片放入燉盅，加入黃酒，再注入適量清水，隔水慢火燉3小時後，加入燕窩慢火燉30分鐘，食用時加入適量鹽即可。

【功效】滋潤肺胃，益氣養顏。常食可使皮膚光滑彈性，並抑制皮膚衰老，留住容顏。

---

**溫馨提醒**

鑑別真假燕窩時要一看、二聞、三拉。

❶看：燕窩應該為絲狀結構，由片塊狀結構構成的不是燕窩。購買燕窩時不要過於貪白，色澤微黃為佳。

❷聞：燕窩的氣味比較特殊，有魚腥味或油膩味道的為假貨。

❸拉：取一小塊燕窩用水浸泡，鬆軟後取絲條拉扯，彈性差，一拉就斷的為假貨；用手指揉搓，沒有彈力能搓成糊狀的是假貨。

# 鱸魚，強脾健胃，止咳化痰

《本草綱目》記載：「鱸魚性甘溫，有益筋骨、腸胃之功能。鰓性甘平，有止咳化痰之功效。」《本草經疏》記載鱸魚：「味甘淡，氣平，與脾胃相宜。腎主骨，肝主筋，滋味屬陰，總歸於臟，益二臟之陰氣，故能益筋骨。脾胃有病，則五臟無所滋養，而積漸流於虛弱，脾弱則水氣氾濫，益脾胃則諸證自除矣。」

現代醫學研究證實，鱸魚富含蛋白質、維生素A、維生素B群、鈣、鎂、鋅、硒等營養元素，對脾胃功能不足的人有很好的補益作用。此外，鱸魚還可治胎動不安、產後少乳等症，非常適合準媽媽孕期常食。

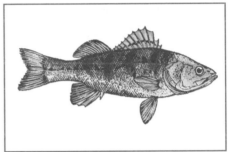

鱸魚

## 推薦食譜

### 清蒸砂仁鱸魚

【原料】鱸魚250克，砂仁6克，生薑10克，食鹽適量。

【作法】將砂仁搗碎、生薑切成細粒裝入魚腹，放碗中，加水和食鹽少許，置鍋內蒸熟。食肉飲湯。

【功效】溫補脾陽，和胃止嘔。治療脾虛氣滯，脘悶嘔逆，胎動不安等症。

### 清蒸鱸魚

【原料】鱸魚600克，香菇（鮮）70克，火腿50克，香菜15克，大蔥、薑各5克，黃酒5CC，鹽、胡椒粉、香油、清湯、太白粉適量。

【作法】鱸魚宰殺洗淨後控乾水分，用鹽和黃酒擦抹魚的裡外以去味；將火腿、水發香菇

均切片；蔥切長條，薑切片；依次碼入大蔥、魚、火腿、香菇、薑片，淋上少量沙拉油，大火蒸約15分鐘取出上料去原汁，去掉蔥和薑片，把魚放在盤內，炒鍋燒油澆魚身上；炒鍋再上火，烹入黃酒、清湯、鹽、胡椒粉，太白粉勾芡，淋入香油，一併澆在魚身上，香菜或蔥絲圍在魚尾處即可。

【功效】益脾胃，補肝腎，治水氣、風痹，並能安胎。

### 鱸魚健脾湯

【原料】鱸魚50克，白朮10克，陳皮5克，胡椒0.5克。

【作法】煎湯服。

【功效】鱸魚益脾健胃，猶嫌效用不足，故加用白朮健運脾胃，輔以陳皮理氣健胃，胡椒溫中健胃。三者合用，對於脾胃虛弱、消化不良、少食腹瀉，或胃脘隱隱作痛或冷痛等症有奇效。

**溫馨提醒**

根據傳統經驗，鱸魚忌與乳酪同食。患有皮膚病瘡腫者忌食鱸魚。

## 葡萄，滋補脾陰，開胃生津

中醫認為，葡萄味甘微酸、性平，具有補肝腎、益氣血、開胃力、生津液、利小便的功效。《神農本草經》中也提到，葡萄能「筋骨濕痹，益氣，倍力強志，令人肥健，耐饑，忍風寒，久食，輕身不老延年」。

現代醫學研究證明，葡萄富含營養，除含有60％以上的水分外，還含有醣類（葡萄糖、果糖、戊糖）、有機酸（酒石酸、蘋果酸、檸檬酸、單寧酸）、礦物質、含氮化合物、胺基酸以及多

種維生素等對人體有益和必需的成分。此外，葡萄還含有一種抗癌微量元素（白藜蘆醇），可防止健康細胞癌變，阻止癌細胞擴散。不僅是葡萄肉，葡萄皮和葡萄籽也都對女性非常有益。葡萄籽中富含的花青素，其抗氧化的功效比維生素C高出18倍之多，可以說是真正的抗氧化明星，能夠保護皮膚的膠原蛋白與彈性纖維，防止紫外線對皮膚的傷害。

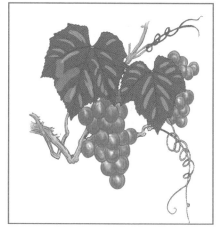

葡萄

## 推薦食譜

### 葡萄蜂蜜汁

【原料】鮮葡萄汁500CC，蜂蜜1000克。

【作法】葡萄汁以小火煎熬濃縮至黏稠如膏時，加入蜂蜜，加熱至沸，停火待冷，裝瓶備用。每次1湯匙，以沸水化開代茶飲用。

【功效】滋補脾陰，生津止渴。適用於熱病煩渴，或食欲不振等症。

### 葡萄白糖飲

【原料】葡萄250克，白糖適量。

【作法】將葡萄洗淨，剪碎，放入鍋內加清水煎煮取汁，加白糖少許調味，代茶飲服。

【功效】大補氣血，除煩止渴，強心利尿。適用於胸滿腹脹、煩悶喘急、坐臥不安且胎氣上逆的孕婦。

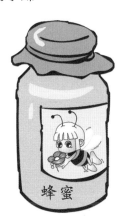

蜂蜜

薑汁葡萄飲

【原料】鮮葡萄200克，生薑10克，綠茶5克，蜂蜜適量。

【作法】將鮮葡萄、生薑放入榨汁機，將榨出汁液同沸水混勻，以綠茶沖泡之，並添入適量蜂蜜，趁熱頓服。

【功效】滋補脾陰，開胃生津。適用於妊娠胎氣上逆、細菌性痢疾等症。

# 第三節
# 補脾益氣，讓脾臟的衛氣「升」起來

補脾益氣之法適用於脾氣虛症。脾氣虛證是指脾氣虛弱與脾失運化而形成的症候。臨床表現為食後腹脹，精神不振，少氣懶言，倦怠嗜睡，面色無華，形體消瘦，或見便血、崩漏，大便稀溏，或排便無力，舌質胖淡，邊有齒痕，舌苔薄白，脈弱無力。

## 甘草，補脾益氣，清熱解毒

中醫認為，甘草性平，味甘，具有補脾益氣、清熱解毒、祛痰止咳、緩急止痛及調和諸藥的功效，適用於脾胃虛弱、倦怠乏力、心悸氣短、咳嗽痰多及脘腹、四肢攣急疼痛、癰腫瘡毒等症。甘草在臨床應用有「生用」與「蜜炙」之別。生用主治咽喉腫痛、癰疽瘡瘍、胃腸道潰瘍以及解藥毒、食物中毒等；蜜炙主治脾胃功能減退、大便溏薄、乏力發熱以及咳嗽、心悸等。例如

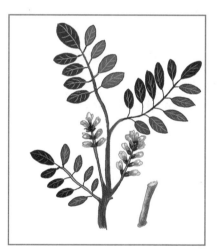

甘草

用甘草加蜜棗共煎而成的蜜棗甘草湯，有補中益氣、解毒潤肺、止咳化痰的功效，有慢性支氣管炎的病人喝它最好。

在臨床應用中，甘草還能幫助主藥發揮作用，並能減輕一些藥物的毒副作用，使方中諸藥同舟共濟，驅除病患。所以大多數

藥方的最後都要加一味甘草，以增加溫性，使虛寒的脾胃得到了溫養，這樣就能讓所有的藥在一起和平共處，密切配合，比較正常地吸收營養物質了，再加上五臟六腑得到調和，病情就會得到緩解了。

## 推薦食譜

### 陳皮甘草茶

【原料】甘草3克，陳皮3克。

【作法】將甘草、陳皮放入茶杯中，沖入沸水泡8～10分鐘，代茶飲用。

【功效】健脾益氣，燥濕化痰。可以作為教師、演員等人的保健利咽飲料，亦可減輕急慢性支氣管炎的臨床症狀。

### 蜜棗甘草湯

【原料】蜜棗8枚，生甘草6克。

【作法】將蜜棗、生甘草加清水2碗煎至1碗，去渣飲服，每日2次。

【功效】補脾益氣、解毒潤肺、止咳化痰。適用於慢性支氣管炎咳嗽、咽乾喉痛等症。

### 甘麥紅棗湯

【原料】生甘草10克，紅棗10枚（去核），小麥50克。

【作法】將上三味放入鍋中，加水煮至小麥開花，去甘草即可食用。

【功效】補脾益氣，清心安神，凡心煩意亂、失眠多夢，甚至哭笑無常，或無心煩熱、多言亂語者，均可服用。

### 溫馨提醒

　　服用甘草並非多多益善。若長期大量服用，可引起水腫、血壓升高、血鉀降低、脘腹脹滿、食納呆滯等。此外，甘草與海藻、甘遂、大戟、芫花性反，臨床不可同用。

# 黃耆，理氣健胃，利水消腫

黃耆始載於《神農本草經》。李時珍在《本草綱目》中解釋其名曰：「耆，長也。黃耆色黃，為補藥之長，故名。」中醫認為，黃耆性味甘，微溫，歸脾、肺經，兼有升陽、固表止汗、排膿生肌、利水消腫、安胎益血的作用，可用來治療氣虛乏力，中氣下陷，久瀉脫肛，便血崩漏，表虛自汗，癰疽難潰，久潰不斂，血虛萎黃，內熱消渴，慢性腎炎等症。

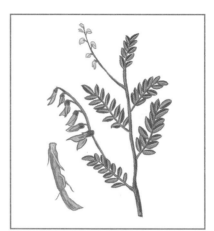

**黃耆**

民間習慣將黃耆分為生用、蜜炙、麩皮拌炒三種，其藥效各有不同，生黃耆多用於固表、托瘡、利水等；蜜炙黃耆多用於補中益氣；炒黃耆多用於益氣健脾。下面我們來看看黃耆與其他配藥的治療效果。黃耆與茯苓、薏仁、防己等藥配伍時是治療急慢性胃炎的良藥；與升麻、甘草、當歸、人參、柴胡等藥物配伍可治療內臟下垂、脫肛、子宮下垂等症；與防風、麻黃根、浮小麥配伍是治療年老體弱者所患表虛感冒的良藥；又因黃耆具有托毒、生肌的功能，在治療疔瘡及慢性闌尾炎等疾病時也常常選用黃耆。

## 推薦食譜

### 🍚 黃耆粥

【原料】生黃耆30克，生薏仁30克，紅豆15克，雞內金末9克，金橘餅2枚，糯米30克。

【作法】先煮黃耆20分鐘，撈去藥渣，次入薏仁、紅豆，煮

30分鐘，再次入雞內金、糯米，煮熟成粥。作1日量，分2次服之，食後嚼服金橘餅1枚。

【功效】利水消腫，活血祛皺，滋陰養顏。還能治療慢性腎炎、腎孟腎炎殘餘的浮腫。

### 歸耆蒸雞

【原料】仔母雞1隻，炙黃耆100克，當歸20克，紹興酒、胡椒粉、鹽、生薑、蔥各適量。

【作法】將仔母雞宰殺後，剖腹去內臟，洗淨，剁去爪，放入沸水中浸透撈出，瀝淨水分；當歸洗淨。將當歸、炙黃耆由雞的腹部裝入，放罐子內，擺上薑片、蔥段，注入清湯，加入鹽、紹興酒、胡椒粉，將罐子口密實封好，上籠用沸水大火蒸兩小時取出，調

味即可。

【功效】補脾養胃，安神止痛，降血糖。適用於食欲不振、神疲乏力、頭暈、心悸等症。

### 黃耆蒸鴨子

【原料】鴨1隻，黃耆60克，生薑、蔥白，胡椒粉，酒適量。

【作法】先將鴨子宰殺洗淨，放沸水中氽透撈出，肚中放入黃耆、生薑、蔥白，放入少量胡椒粉，並在腹中放少量水和酒，用棉線縫好，裝盆內蒸2小時。去黃耆，吃肉喝湯。一隻鴨可分3天吃。

【功效】滋養肝腎，益氣補虛。治療面色無華、頭昏眩暈、失眠多夢等症。

## 馬鈴薯，健脾益氣，和胃調中

馬鈴薯，又名土豆、洋山芋、山藥蛋。中醫認為，馬鈴薯具有和胃調中、健脾益氣、利尿、解痙的功效。臨床多用於治療胃潰瘍、習慣性便祕、神經痛、關節炎、冠心病、糖尿病等症。

現代科學研究證實，馬鈴薯中含有豐富的膳食纖維、蔗糖，有助於控制血液中膽固醇的含量，防治高血脂症、消化道癌症。馬鈴薯中還富含黏體蛋白質，能預防心血管疾病。

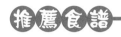 

## 涼拌馬鈴薯片

【原料】馬鈴薯250克、醬油25CC、辣椒油50CC、香油5CC、糖5克、花椒油5CC、雞精少量、醋5CC、蒜泥5克、鹽少量、蔥花適量、炒香的白芝麻適量。

【作法】將馬鈴薯的皮去掉，洗淨，切成大小合適的薄片，清水沖淨表面澱粉，浸入清水中防止變色。鍋中燒熱適量的水，放入馬鈴薯片煮熟，注意不要煮得太軟。撈出煮好的馬鈴薯片，立即放入冰水中浸泡冷卻，然後撈出瀝乾，用佐料拌勻，裝盤，撒上蔥花和白芝麻即可。

【功效】和胃調中，健脾益氣，滋陰養顏。

## 醋溜馬鈴薯絲

【原料】馬鈴薯400克，植物油15CC，鹽3克，醋50CC，蔥3克，花椒10粒。

【作法】馬鈴薯削去皮，先切成薄片，再改刀切成細絲，用冷水泡上，約20分鐘後，將水控淨；蔥去根及乾皮，切成細絲。鍋內放植物油，下花椒粒、蔥絲稍煸，即下馬鈴薯絲快速翻炒幾下，待馬鈴薯絲稍變軟，下鹽及醋，炒勻即迅速出鍋裝盤即成。

【功效】平肝清熱，解暑止渴，潤膚。

## 辣椒馬鈴薯雞丁

【原料】辣椒100克，馬鈴薯、雞丁各150克，調味品適量。

【作法】辣椒切絲，馬鈴薯切片，與雞丁常法油炒，紅燒或白燒均可，調味食用。

【功效】益氣健脾，溫中和胃，祛風利濕，降糖。適用於慢性胃炎（胃寒型）、腹中虛寒、糖尿病、糖尿病足。

# 人參，補脾益氣，調營養衛

人參是馳名中外、老幼皆知的名貴藥材。早在戰國時代，良醫扁鵲對人參藥性和療效已有了解；秦漢時代的《神農本草經》將其列為藥中上品。《本草綱目》記載人參：「治男、婦一切虛證，發熱自汗，眩暈頭痛，反胃吐食，癥瘕，滑泄久痢，小便頻數淋漓，勞倦內傷，中風中暑，痿痹，吐血，嗽血，下血，血淋，血崩，胎前產後諸病。」

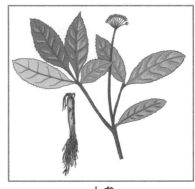

人參

現代醫學研究證明，人參除了能滋補強身外，在防癌、抗衰老、治療胃和肝臟疾病、糖尿病等方面均有療效。

## 推薦食譜

### 人參敗毒散

【原料】人參、羌活、柴胡、前胡、枳殼、川芎、桔硬、茯苓各30克，甘草15克。

【作法】上藥共研成細末，每服30克，加生薑3片，薄荷少許同煎溫服。

【功效】益氣解表，扶正敗毒。治療咽喉乾澀、微痛或如異物梗塞，或如煙燻火灼等症。

### 人參桂圓蜂蜜膏

【原料】桂圓肉、龍芽草、人參、黃耆、丹參各等量，蜂蜜適量。

【作法】將諸藥水煎2次，兩液合併、去渣，用小火煉熬至濃稠時，調入蜂蜜混勻即成。每次15～30CC，每日2次，溫開水送服。

【功效】益補氣血，健脾祛瘀。廣泛用於慢性支氣管炎、慢性胃腸炎、慢性腎炎、貧血

以及婦女帶下病等屬脾虛濕盛者。

## 雞塊人參湯

【原料】雞塊500克，人參1克，蔥段、薑塊、料理酒、低納鹽、香油各適量。

【作法】雞塊洗淨，入沸水中汆透，撈出；人參洗淨。在砂鍋中倒入適量溫水，置火上，放入雞塊、人參、蔥段、薑塊、料理酒，大火燒開後轉小火燉至雞塊肉爛，用低納鹽和香油調味即可。

【功效】益氣健脾、滲濕止瀉。對於脾虛濕盛證（飲食不化、胸脘痞悶、腸鳴泄瀉、四肢乏力、形體消瘦、面色萎黃、舌淡苔白膩、脈虛緩），療治效果異常明顯。

**溫馨提醒**

服用人參時，不可同時服食蘿蔔、茶葉，以免降低藥效；加工切片時不宜水浸；在炎熱的夏季應避免服用。

# 第四節
## 健脾化濕，讓脾胃的運化「震」起來

　　健脾化濕之法適用於脾虛濕困證。脾虛濕困證是由脾臟陽氣不足，運化失司，致使水濕內停所致的病理狀態。臨床多表現為脘腹脹滿，食欲減退，噁心欲吐，大便溏泄，小便不利，白帶多，苔白厚膩，脈濡緩等。

## 冬瓜，健脾化濕，養胃生津

　　據《本草綱目》記載：冬瓜「清熱、鎮咳、和五臟、滌腸胃、利尿息腫、除煩憒惡氣」，有助於治療心胸煩熱、小便不利、肺癰咳喘、肝硬化腹水、高血壓等症。

　　現代科學研究證實，冬瓜中含有多種礦物質和微量元素，對人體的代謝具有調節的作用，是慢性腎炎水腫、營養不良性水腫的消腫佳品，**冬瓜對於美白護膚、抗衰老，防止人體發胖，瘦身祛脂，增進形體健美也具有重要作用**

### 推薦食譜

**冬瓜籽仁湯**
【原料】冬瓜籽仁5克，桔皮6克，桃花12克。
【作法】將上味混合後碾為細末，飯後用米湯調服，1日3次。
【功效】健脾化濕，滋陰潤燥，潤膚養顏。連服數月，面部可變得白嫩而光滑。

**雞絲冬瓜湯**
【原料】雞胸肉、冬瓜皮各200克，黨參、黃耆各3克，鹽、黃酒適量。

【作法】將雞胸肉切絲，與黨參、黃耆同放砂鍋內，加水500克，以小火燉至八分熟，余入冬瓜皮，加入調料，冬瓜熟透即可。經常佐餐食。

【功效】健脾化濕，排毒養顏。

### 翡翠奶汁冬瓜

【原料】紅椒20克，鮮奶50CC，冬瓜、綠花椰菜各300克，牛油、蒜蓉、雞粉、白糖、太白粉、鹽各適量。

【作法】將紅椒洗淨，切成細粒；綠花椰菜切成小朵；冬瓜去皮，切成小塊，放入沸水中氽熟，撈起濾乾水分；爆香蒜蓉，再加入綠花椰菜炒熟，倒入芡汁炒勻，將牛油放入鍋中煮溶，加入紅椒粒、冬瓜及調料，撈出淋在綠花椰菜上即成。

【功效】健脾化濕，潤腸通便，除水腫。

## 白扁豆，暖脾補虛，消暑止瀉

中醫認為，白扁豆味甘，性溫平，歸脾、胃經，有健脾和中，化濕消暑的功效。適用於脾胃虛弱、食欲不振、嘔吐泄瀉，口渴煩悶，白帶過多，酒醉嘔吐等症。脾胃不好的人，尤其是老年人，夏天暑濕嚴重時更容易遭受暑濕的侵襲，最常見的就是發生水腫和腹瀉，嚴重的還會患痢疾。而白扁豆性溫平，有解暑化濕、補虛止瀉的功效，對脾胃虛弱的人來說，吃一些白扁豆，特別是用白米加白扁豆煮粥，可以有效地減輕症狀，其保健效果是非常不錯的。

### 推薦食譜

### 扁豆雞丁

【原料】雞胸肉50克，扁豆250克，蔥花、薑片、料理酒、胡椒粉、太白粉、鹽、雞精各適量，植物油4克。

【作法】扁豆去除頭尾，摘

除筋切段，放入開水鍋中汆燙熟，撈出，瀝乾水；雞胸肉洗淨，切丁，加入鹽、料理酒、胡椒粉、太白粉，醃漬15分鐘，放入熱油鍋中炸熟。炒鍋置火上，放油燒至七分熱，放入蔥花、薑片爆香，放入扁豆和雞丁用大火煸炒均勻，加入鹽、雞精調味即可。

【功效】健脾和中，生津止渴。

### 麻醬拌扁豆

【原料】扁豆500克，芝麻醬50克，鹽各適量。

【作法】將處理乾淨的扁豆，切成段，入沸水鍋中汆透撈出，放涼水中浸涼，晾乾水分，放入盤中，芝麻醬放小碗內，加入少許鹽、涼開水攪拌，澆在扁豆上，撒上高鮮味精，調拌均勻即可。

【功效】健脾化濕，生津潤燥。

### 肉片燜扁豆

【原料】扁豆120克，瘦豬肉40克，植物油、甜麵醬、蒜片、薑末、蔥絲各適量。

【作法】豬肉切片，扁豆擇好，洗淨切段。油燒熱後，先炒肉片，放入薑蔥同炒，肉片變色後起鍋。用餘油炒扁豆，稍加溫水，蓋上鍋蓋燜熟，放入肉片及調味料，大火快炒幾下即成。

【功效】健脾化濕，消暑解毒，除煩止渴。適用於暑濕吐瀉、脾虛嘔逆、食少久瀉、水停消渴等症，並可解酒。

## 白蘿蔔，化痰定喘，清熱順氣

關於蘿蔔的諺語實在不少，隨手拈來就有「常吃蘿蔔菜，啥病也不害」「薑開胃，蒜敗毒，常吃蘿蔔壯筋骨」「冬吃蘿蔔夏吃薑，不勞醫生開藥方」。儘管這些諺語有些誇張的成分，但也由此可見蘿蔔對人身體健康有著至關重要的作用。

中醫認為，蘿蔔有消食、化痰定喘、清熱順氣、消腫散瘀之功能，可用來治療食積脹滿、痰嗽失音，吐血，消渴，偏正頭痛，小便不利等症。當你出現喉乾咽痛、反覆咳嗽、有痰難吐等上呼吸道感染症狀時，多吃點爽脆可口、鮮嫩的蘿蔔，不僅開胃、助消化，還能滋養咽喉，化痰順氣，有效預防感冒。此外，取蘿蔔汁服，可防止膽石形成。

現代科學研究證明，白蘿蔔中富含芥子油和可溶性膳食纖維，具有延緩食物吸收，降低餐後血糖的功效。蘿蔔中還含有促進脂肪代謝的物質，能降低血膽固醇、可預防冠心病。白蘿蔔中還含有豐富的鉀，能預防高血壓。因此，對於中老年II型糖尿病合併高血壓、冠心病的患者而言，經常吃蘿蔔是非常有好處的。

## 推薦食譜

### 茼蒿炒蘿蔔

【原料】白蘿蔔200克，茼蒿100克，植物油、鹽、高鮮味精（請斟酌使用）各適量。

【作法】將白蘿蔔切成條，茼蒿切成段，同時放入熱油鍋中，等蘿蔔條炒至七分熱時加入茼蒿，再加適量食鹽，煸炒幾下，熟透後即可。

【功效】健脾補中，行氣消食。

### 梨絲拌蘿蔔

【原料】白蘿蔔250克，梨100克，生薑末少許，麻油、鹽各適量。

【作法】白蘿蔔去纓、皮洗淨，切成細絲，用沸水汆2分鐘撈起備用。生薑洗淨，切末備用。梨去皮、核洗淨，切成細絲備用。將白蘿蔔絲、梨絲混合，加少許薑末及其它調味品適量，拌勻即成。

【功效】健脾益氣，生津潤燥，止咳。

### 白蘿蔔骨頭湯

【原料】豬排骨250克，白蘿蔔100克，紅棗10克，黃酒、薑片、鹽適量。

【作法】將排骨洗淨，剁塊，放入沸水中煮3～5分鐘，倒少

許黃酒，煮到沒有血水為止。把排骨再次放入空鍋中，放入紅棗、薑片，加水蓋過排骨，大火煮沸，改為中火，燉煮至熟，加鹽即可。

【功效】滋陰潤肺，生津開胃，抗衰老。

## 薏仁，健脾祛濕，利水消腫

薏仁原產於中國，已有2500多年的栽培歷史。中醫認為，薏仁性味甘淡，微寒，具有健脾祛濕、利水消腫、舒筋除痹、清熱排膿等功效，為常用的利水滲濕藥。《本草綱目》記載薏仁：「健脾益胃，補肺清熱，祛風勝濕。炊飯食，治冷氣。煎飲，利小便熱淋。」《神農本草經》記載薏仁：「主治筋急拘攣不可屈伸、風濕痹，下氣；久服輕身益氣。」

薏仁除入藥治病以外，近幾年來頻頻被眾人關注的是它卓越的養顏美容功效。據大S徐熙媛在她的書中總結介紹美白心得時稱，持續每天在牛奶或豆漿裡泡入薏仁服用，有促進肌膚新陳代謝的功效，可以保持人體皮膚光澤細膩，消除粉刺、雀斑、老年斑、妊娠斑、蝴蝶斑，對脫屑、痤瘡、皸裂、皮膚粗糙等都有良好療效。

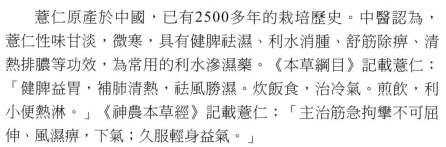

### 黃耆山藥薏仁粥
【原料】黃耆、山藥、麥冬、薏仁、竹茹各20克，糖適量，白米50克。
【作法】先將山藥切成小片，與黃耆、麥冬、竹茹一起泡透後，再加入所有材料，加水用火煮沸後，再用小火熬成粥。
【功效】益氣養陰，健脾化痰，清心安神。

### 菖蒲薏仁粥
【原料】菖蒲15克，陳皮10克，雲苓30克，薏仁60克，米

100克,冰糖適量。

【作法】把薏仁、米洗淨,將浸泡好的陳皮、菖蒲、雲苓入淨布包起,煮粥,待熟後加入冰糖,拌勻即可食用。

【功效】清熱化痰,祛濕解暑。

### 薏仁冬瓜脯

【原料】薏仁20克,草菇30克,蘑菇30克,低鈉鹽5克,上湯50CC,太白粉25克,冬瓜1000克。

【作法】將草菇、蘑菇一切兩半;冬瓜切成大塊,整塊用沸水汆一下,撈起瀝乾水分,再將整塊冬瓜上蒸盆內,加入上湯,煮熟加入薏仁,上籠蒸35分鐘,取出待用。把炒勺置中火上燒熱,加入油50CC,將草菇、蘑菇下鍋略爆,加入鹽、清水、太白粉、芝麻油3克,勾好芡,淋在冬瓜脯上即成。

【功效】健脾化濕,利水消腫。適用於痰熱喘咳、消渴、脾虛泄瀉、水腫、小便不利等症。

# 第五節
# 健脾和胃，讓脾胃的功能「硬」起來

　　健脾和胃之法適用於脾虛胃弱證。脾虛胃弱證是指因脾胃虛弱，升清降濁功能低下，引起胃失和降的病理狀態。臨床多表現為食物缺乏，食後脘腹悶脹，喜按，面色萎黃，消瘦，倦怠，氣短懶言，大便稀溏或便血，舌淡苔白，脈細弱。若中氣下陷，可見脫肛、內臟下垂、腹有重墜感。

## 番薯，健脾和胃，潤腸通便

　　番薯，又名紅薯、地瓜、山芋、紅苕、甘薯等也是它的別稱。中醫認為，番薯能補虛乏，益氣力，健脾胃，益腎陽。李時珍在《本草綱目》中已有「番薯補虛乏，益氣力，健脾胃，強腎陰」的記載，並說食用番薯可使人長壽。在另一部有關番薯的著作《金薯傳習錄》中有「番薯療病六益」的記載。這六益是：治濕熱黃疸、痢疾下血、小兒疳疾、酒積熱瀉、血虛亂經、遺精淋濁等病，可見食用番薯對很多疾病有治療效果。

　　食用番薯還有潤腸通便的功效，這在史書記載中不難體會。乾隆皇帝晚年患便祕，久治不癒甚為煩惱。某天，他在御廚旁聞到一種特殊的香味，原來是一個小太監在吃烤番薯。乾隆皇帝要了一塊竟吃出滋味來，就讓御廚以後經常為他烤番薯吃。吃了一段時間後他驚奇地發現，那長期讓太醫束手無策的老年性便祕竟不治而癒了。

　　遺憾的是，人們大都以為吃番薯會使人發胖而不敢食用。其實恰恰相反，每100克鮮番薯僅含0.2克脂肪，是很好的低脂肪

食品，同時又能中和體內因過多食用肉食和蛋類所產生的過多的酸，保持人體酸鹼平衡，有效地阻止糖類變為脂肪，故而，被營養專家稱為營養最平衡的保健食品，也是最為理想而花費低廉的減肥食物。

## 推薦食譜

### 番薯粥

【原料】新鮮番薯（以紅皮黃心者為最好）150克，白米100克，白糖適量。

【作法】番薯洗淨，連皮切成小塊，加水與白米同煮成粥，待粥熟時，加入白糖適量，再煮沸2～3次即成。

【功效】健脾胃，強腎陰，潤容顏。

### 番薯饅頭

【原料】番薯400克，胡蘿蔔200克，藕粉100克，白糖適量。

【作法】番薯、胡蘿蔔洗淨後放入蒸鍋中蒸熟，取出晾涼後剝皮，擠壓成細泥，加入藕粉和少許白糖拌勻，並切成50克左右一個的小團，揉成小饅頭。放入蒸鍋中用旺火蒸約10分鐘後取出，裝盤即可食用。

【功效】養胃消食，生津止渴，減肥祛脂。

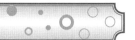

## 香菇，健脾開胃，益氣滋陰

世界衛生組織推薦的每日健康食譜「一葷、一菇、一素」中，「葷」指的是魚肉之類，「素」指的是水果、蔬菜，而「菇」則是指各種食用菌。其中，香菇補益效果最佳。中醫認為，香菇有益氣滋陰，補血活血，祛風化痰之效，可用來治療食欲不振、脘腹脹滿、高血壓、動脈硬化等症。《本草綱目》也曾記載：「香菇性甘、味平，有化痰理氣、健脾開胃、治風破血之功效」。

現代科學研究證實，香菇中含有多種對人體有益的營養成分，如蛋白質、維生素B群、鈣、磷、鐵、硒及多種酶等，可以抑制流感病毒、腫瘤生長，所含核酸類物質可以抑制血清和肝臟中的膽固醇增加，有降低血壓、阻止心血管硬化的作用。**香菇維生素D的含量也很豐富，經常食用可預防佝僂病，促進生長發育。**

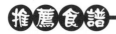

### 燴雙菇

【原料】鮮蘑菇250克，香菇50克，低納鹽5克，白糖少許，太白粉10克，植物油50CC。

【作法】香菇用開水浸發半小時，撈出，擠乾水，去蒂洗淨，泡香菇水留用。鍋中倒入植物油，油熱後，放入香菇煸炒1分鐘，再投入蘑菇、香菇水、鹽、白糖，待湯汁微開時，用太白粉勾芡即成。

【功效】補脾益氣，潤燥化痰。適用於脾胃虛弱、食欲不振、體倦乏力，或婦女乳汁減少、陰津不足、咳嗽氣短、咽乾口渴、聲音嘶啞等症。

### 冬筍香菇

【原料】冬筍250克，香菇50克，醬油、醋、鹽、太白粉、花生油各適量。

【作法】將冬筍去皮後洗淨，切成滾刀塊。將油燒熱，把洗淨的冬筍與香菇同放鍋內翻炒20分鐘，然後加湯少許，加醬油、醋、鹽調味，煮沸，用太白粉勾芡，再炒至湯汁稠濃即成。

【功效】健脾開胃，理氣化痰。

### 香菇燒豆腐

【原料】嫩豆腐250克，香菇100克，鹽、醬油、香油各適量。

【作法】豆腐洗淨切成小塊。在砂鍋內放入豆腐、香菇、鹽和清水。中火煮沸改小火燉15分鐘，加入醬油，淋上香油即可食用。適量服食，不宜過熱。

【功效】健脾和胃，活血益氣。

# 黃豆，健脾寬中，潤燥消水

黃豆是我國數千年來的傳統食品，素有「植物肉」的美譽，是數百種天然食物中最受營養學家推崇的食品之一。

《本草綱目》記載，黃豆有「容顏紅白，永不憔悴」的作用。若將黃豆榨成豆漿，經常飲服，可以補充天然植物激素

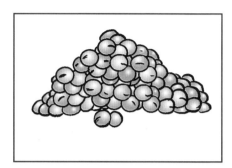

黃豆

，改善內分泌失調，預防與雌激素低下有關的病症發生，尤其是卵巢早衰。

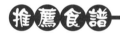

### 豬蹄黃豆湯

【原料】豬蹄2個，黃豆100克，低鈉鹽適量。

【作法】將豬蹄洗淨，剁成4塊，放入鍋內煮開，撈出用清水再洗1次。黃豆洗淨，加水1000CC，用小火煮2小時，放入豬蹄燒開，改用微火燒至黃豆、豬蹄均已酥爛，再加低鈉鹽、高鮮味精即可。

【功效】生精養筋、健脾生乳、養血益體，對於母體恢復有促進作用。需要說明的一點是，此粥需在術後惡露乾淨後才能喝。

### 黃豆皂礬丸

【原料】炒黃豆60克，煅皂礬30克，紅棗5枚。

【作法】將炒黃豆和煅皂礬共研為細末，以紅棗煎湯製成丸劑。每次服10克，分2次服。

【功效】益脾補血。適用於貧血所致面色無華，肌膚乾燥。

### 黃豆豬排湯

【原料】黃豆50克，豬排骨250克，薑片、鹽適量。

【作法】黃豆浸泡15分鐘；豬排切塊，用熱水汆一下撈出，洗淨。砂鍋加水八分滿，放入排骨，煮熟後加薑片，用小火煮1～2小時。放入黃豆，加鹽，再煮30分鐘即可。

【功效】滋補肝腎，健脾除濕。

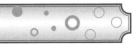

## 胡蘿蔔，補益脾胃，清潤益氣

胡蘿蔔，又稱黃蘿蔔，是日常生活中非常受人喜愛的大眾食物之一。早在400多年前，李時珍對胡蘿蔔就有深刻的評價，認為常食胡蘿蔔「有益無損」，對消化不良、痢疾、咳嗽、夜盲症、角膜乾燥症、皮膚乾燥、頭髮乾脆易脫落等症有治療效果。

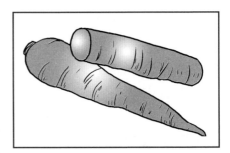

胡蘿蔔

現代營養醫學研究結果證實，胡蘿蔔含鈣、磷、鎂、鉀等礦物質元素和鐵、銅、錳、鈷、碘、氟等人體必需的微量元素。特別值得一提的是，胡蘿蔔含有多種維生素，世界上目前已發現的維生素共有20多種，在胡蘿蔔的根體內竟佔了一半以上，而且每100克胡蘿蔔含胡蘿蔔素高達4010微克以上，這在所有蔬菜及根莖類食物中是很少見的。**經常適量服用胡蘿蔔，不僅有助於補益脾胃、潤膚養顏，而且對糖尿病、高血壓、神經組織損傷、視網膜損傷等病症也有較好的防治效果。**

### 推薦食譜

#### 生菜胡蘿蔔卷

【原料】胡蘿蔔、生菜各250克，低納鹽、麻油、太白粉各適量。

【作法】將生菜葉洗淨，用70℃水略燙。將胡蘿蔔洗淨，

切成細絲，用低鈉鹽略醃，投入沸水鍋中略燙，撈出晾涼，瀝乾水分，加低鈉鹽、麻油、太白粉，拌勻。再將生菜鋪開，放入適量胡蘿蔔絲，捲起，然後上籠蒸約3分鐘，晾涼，改刀裝盤即成。

【功效】健脾和胃，清熱養陰。適用於胃燥津傷型咳嗽、完穀不化、糖尿病。

## 涼拌胡蘿蔔絲

【原料】胡蘿蔔200克，香醋10克，低鈉鹽1克，麻油5CC。

【作法】胡蘿蔔切去纓和根鬚，洗淨，刮去表皮上的粗皮，用涼開水漂後切成細絲，放入碗中，撒上鹽醃一醃；另取碗1個，放入香醋，澆在胡蘿蔔絲上，再淋上麻油即成。

【功效】健脾和胃，明目利尿。適用於夜盲、貧血、小兒軟骨病、高血壓、高血脂症、糖尿患者。

## 燒素什錦

【原料】胡蘿蔔、黃瓜各150克，白糖、馬蹄、冬筍、豆腐皮各50克，香油25CC，鮮蘑、香菇各20克，料理酒10CC，澱粉、木耳各10克，鹽、薑各5克，雞湯500CC。

【作法】用溫水燙泡豆腐皮，煮軟，切成4公分長的段；將黃瓜去蒂，洗淨，切成菱形片；洗淨馬蹄，切成圓片；將胡蘿蔔、冬筍去根，洗淨，切片；馬蹄、鮮蘑、香菇、胡蘿蔔、冬筍都用開水燙一下，撈出擺在盤內。在鍋內加入雞湯，將裝在盤中的原料放進鍋中，加調料、白糖、料理酒、薑，開後去浮沫，用小火燉，入味後收汁，淋芡汁，加香油即成。

【功效】健脾和胃，清熱生津。適用於老年心血管病及糖尿病患者。

## 第六節
## 健脾補血，讓脾胃的氣血「通」起來

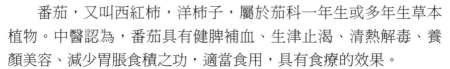

　　健脾補血之法適用於脾不統血證。脾不統血證是指脾氣虛弱，不能裹攝血液，血不循環，溢出脈外的病理狀態。臨床表現為便血、尿血、衄血、月經過多，崩漏等，常伴食少、便溏、神疲乏力、少氣懶言、面色萎黃無華、舌淡、苔白、脈細弱等症狀。

### 番茄，健脾補血，生津止渴

　　番茄，又叫西紅柿，洋柿子，屬於茄科一年生或多年生草本植物。中醫認為，番茄具有健脾補血、生津止渴、清熱解毒、養顏美容、減少胃脹食積之功，適當食用，具有食療的效果。

　　現代醫學研究發現，番茄含有豐富的維生素A和維生素C，以及維生素B群、維生素P、蛋白質、糖類、纖維素、有機酸、鈣、磷、鐵等多種微量元素，能清熱、解毒，是一種美味與營養兩者兼備的可口食物。常吃可以顯著改善消化不良、食欲不振、口乾舌燥等症狀。

　　研究還發現，番茄含有較多蘋果酸、檸檬酸等有機酸，有機酸除了保護維生素C不被破壞外，還可以軟化血管，促進鈣、鐵元素的吸收，幫助胃液消化脂肪和蛋白質，這是其他蔬菜所不及的。另外，番茄還含有一種特有的營養成分——茄紅素。**茄紅素可以避免自由基傷害細胞，同時還能保護心血管系統，降低心臟病、高血壓等疾病的發生率，所以具有防癌與抗癌的雙重功效，被稱為「抗癌尖兵」。**

## 推薦食譜

### 番茄炒牛肉

【原料】牛肉60克，番茄250克，油、鹽、生薑適量。

【作法】番茄洗淨，切片。牛肉洗淨，切片，用調料醃製備用。生薑刮皮，洗淨，切絲。起油鍋，下薑絲和牛肉，炒至七分熟，取出備用。另起油鍋，下番茄，用鹽調味，加入牛肉炒熟即成。

【功效】清熱生津，補益脾胃。適用於高血壓、動脈粥樣硬化症、高血脂症者。

### 西瓜番茄汁

【原料】西瓜1500克，番茄250克。

【作法】西瓜取瓤榨汁，番茄用沸水汆燙，剝皮去子取汁，二液充分混合，攪拌均勻後，隨意飲用。

【功效】清熱祛暑，生津止渴。用於治療暑天感冒，氣陰已傷而發熱、心煩、口渴、食慾不振等症。

**溫馨提醒**

體質較寒涼、血壓低、冬天手腳易冰冷的人不適合生吃番茄，另外，番茄不宜與牛奶同吃，在空腹時最好也不要吃得太多，否則其所含的某些成分會和胃酸起化學反應，生成難以溶解的塊狀物，導致胃部脹痛。

## 紅棗，補氣健脾，養血安神

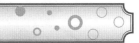

紅棗又名大棗、南棗、良棗、刺棗，它個頭不大，功效卻很強，正應了那句「濃縮的都是精華」的說法。據《本草綱目》記載：「乾棗潤心肺、止咳、補五臟、治虛損，除腸胃癖氣。」「紅棗味甘無毒、主心邪氣、安中養脾、平胃氣、通九竅，助

十二經。」常用為補藥，可調營衛、療寒熱，治療脾虛泄瀉、陽痿、貧血、心悸、失眠、盜汗等症。另外，紅棗能夠調和百藥，緩和藥性，甚至解藥毒，對保護正氣有很好的輔助作用。在常用的中藥「十棗湯」中，就是利用紅棗緩解甘遂、大戟、芫花等瀉藥的毒性，保護脾胃不受傷害。

現代醫學研究證實，**紅棗富含蛋白質、脂肪、糖、鈣、磷、鐵、鎂及豐富的維生素A、維生素C、維生素B$_1$、維生素B$_2$等多種營養物質，能使血中含氧量增強，滋養全身細胞，養生養顏效果極佳**。而進一步的研究還發現，紅棗對於不同的人在不同的時間使用，都會產生不一樣的作用，比如，**老年體弱者食用紅棗，能增強體質，延緩衰老；產婦食用紅棗，能補中益氣、養血安神，加速機體復元**。而從時間的角度來看，春秋季節，乍寒乍暖，在紅棗中加幾片桑葉煎湯代茶，可預防傷風感冒；夏令炎熱，紅棗與荷葉同煮可利氣消暑；冬日嚴寒，紅棗湯加生薑紅糖，可驅寒暖胃。正是如此，所以民間有「一日吃仁棗，駐顏健身不顯老」的說法。

## 推薦食譜

### 黨參紅棗茶
【原料】紅棗10～20枚，黨參

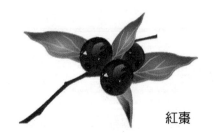

紅棗

20克，茶葉3克。
【作法】將黨參、紅棗洗淨後同煮成茶飲用。

【功效】健脾補血，益氣生津。適用於體虛、病後飲食減少、大便變稀、體困神疲、心悸怔忡、婦女臟躁等症。

### 紅棗湯
【原料】紅棗15枚。
【作法】將紅棗洗淨，加水2碗，濃煮成一碗，吃棗喝湯，早晚空腹食用，連服7日左右。
【功效】補脾胃、益氣血，適

用於脾虛便溏、胃虛食少、氣血不足以及過敏性紫癜、血小板減少等症。

### 🍲 紅棗養顏湯

【原料】紅棗50克，水發木耳100克，白糖適量。

【作法】將水發木耳去雜質洗淨，切成小塊，紅棗去核，同放鍋中，加清水適量，煮爛熟，將白糖調味即可食用。

【功效】潤肺健脾、止咳、補五臟、療虛損。

第三章 飲食養脾胃，脾胃健運的首選

---

**溫馨提醒**

營養專家提示，鮮棗不宜多食，否則易生痰，助熱，損齒。乾棗要用開水煮沸消毒才可食用，特別是有腐爛的乾棗，更不能生吃或作餡，否則棗中的有毒物質如甲醛、甲酸等，會引起輕微中毒反應，嚴重者會造成生命危險。中醫還認為，紅棗不能與蔥和魚同食，否則或令人五臟不和，或令人腰腹疼痛。

---

## 當歸，養血補血，祛風止痛

當歸在古代醫藥典籍中被稱為「藥王」，《本草備要》謂其「血虛能補，血枯能潤」。全身三部分皆可入藥：根頭部稱為「歸頭」，以止血為主；主根為「歸身」，以補血為主；支根及支根梢部稱為「歸尾」，以破血為主，比一般活血的作用更強。

國家醫學認為，**當歸味甘而重，故專能補血，其氣輕而辛，故又能行血，補中有動，行中有補，為血中之要藥**。因而，它既能補血，又能活血；既可通經，又能活絡。凡婦女月經不調，痛經，血虛閉

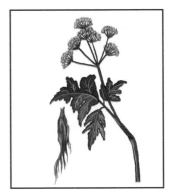

當歸

經，面色萎黃，衰弱貧血，子宮出血，產後瘀血，倒經（月經來潮時，出現口鼻流血）等婦女常見病，都可以用當歸治療，所以當歸又被稱為「女科之聖藥」。

現代醫學理論證明，當歸有抗貧血、抗維生素E缺乏及鎮靜、鎮痛、降血脂等作用，還可增加冠狀動脈血流量，凡虛損不足、氣血虛弱者，皆可常用。

## 推薦食譜

### 歸參豬心湯

【原料】豬心1個，當歸15克，黨參20克（或人參10克），生薑、蔥、胡椒、食鹽各適量。

【作法】將黨參、當歸洗淨入水中煮30分鐘後，去藥渣再加入適量清水，放入豬心和生薑、蔥、胡椒、食鹽，煮至豬心爛熟即可食用。

【功效】本方有益氣、養血、補血之功效，適用於心悸怔忡、氣短乏力、貧血及神經衰弱等症。

### 香酥參歸雞

【原料】仔雞1隻，黨參、白朮、當歸、薑塊、熟地、花椒、蔥、五香粉、植物油、食鹽、紹興酒各適量。

【作法】將黨參、白朮、當歸、熟地去淨灰渣，烘乾，製成粉末。仔雞宰殺後取出內臟，宰去足爪，洗淨。低納鹽、紹興酒與中藥末調勻，抹在雞身內外，放入蒸碗內，加花椒、薑、蔥、五香粉、高鮮味精，上籠蒸熟透，取出揀去薑、蔥、花椒。炒鍋置旺火上，下植物油燒至七分熱，將雞入油鍋炸成金黃色，至皮酥撈出。

【功效】健脾補血，益氣。適用於氣血不足所致的頭暈、眼花、產後乳少等症。

### 歸參燉母雞

【原料】當歸15克，黨參15克，母雞1隻（約1500克），蔥、生薑、料理酒、食鹽各適量。

【作法】將母雞宰殺後，去毛和內臟，洗淨，將當歸、黨參

放入雞腹內，再將雞放進砂鍋，加入蔥、生薑、料理酒、食鹽、清水各適量，再將砂鍋置大火上燒沸，改用小火煨燉，直到雞肉爛即成。

【功效】補血壯體。適用於肝脾血虛所致慢性肝炎、腎炎和各種貧血。

## 枸杞，健脾補血，潤肺養顏

我國自古就有「枸杞善養生」的說法，並將其作為滋補調養和抗衰老的良藥。《本草綱目》記載：「枸杞甘平而潤，性滋而補，能補腎、潤肺、生精、益氣，此乃平補之藥」。《本草經疏》記載：「枸杞，潤而滋補，兼能退熱，而專於補腎、潤肺、生津、益氣，為肝腎真陰不足，勞乏內熱補益之要藥。」此外，枸杞還有滋陰益壽之功，**我國歷代的醫學界的老壽星都很喜歡喝枸杞酒。我國**

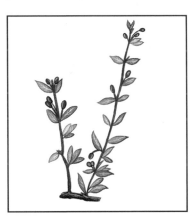

枸杞

**民間也有泡飲枸杞酒的習俗，並把它叫做「卻老子」，意思是能防老益壽。**

根據現代藥理研究，枸杞具有顯著的促進內分泌、提高造血功能、補血養顏的功效。還能抗突變、抗衰老，提高機體免疫調節功能。此外，枸杞可以提高皮膚吸收氧分的能力，常用枸杞熬粥，可以幫助減肥祛脂、美白護膚。

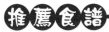

### 銀杞湯

【原料】水發銀耳15克，枸杞5克，雞肝100克，茉莉花24朵，料理酒、薑汁、食鹽、太白粉、清湯各適量。

【作法】雞肝洗淨切薄片，放

入碗內，加太白粉、料理酒、薑汁、食鹽拌勻待用。茉莉花去蒂，洗淨，放入盤內。枸杞洗淨，銀耳撕成小片。將鍋置火上，放入清湯，加料理酒、薑汁、食鹽、高鮮味精，隨即下入銀耳、雞肝、枸杞燒沸，撇去浮沫，待雞肝剛熟，撈出裝入碗內，撒入茉莉花即成。飲湯食肝。

【功效】健脾補血，補肝明目，美容養顏。

### 枸杞瘦肉甲魚湯

【原料】枸杞40克，豬瘦肉（切細）150克，甲魚500克。

【作法】甲魚去內臟後切塊，與枸杞、豬瘦肉放入鍋內，加水適量燉熟，撒鹽調味即成。

【功效】滋陰養血，補益肝腎，降糖。適用於癌腫手術後血虛氣弱者、糖尿病患者。

### 枸杞香菇湯

【原料】枸杞30克，銀耳30克，天花粉10克，香菇30克。

【作法】將銀耳用溫水泡發，洗淨後切成細末。香菇用溫水泡發，洗淨後切成細絲。將天花粉洗淨，曬乾或烘乾，研成極細粉。湯鍋置火上，加清湯（或清水）1000CC，大火煮沸，加枸杞、銀耳細末、香菇細絲，拌和均勻，改用小火煮30分鐘。調入天花粉細末，煮至沸，加低納鹽攪勻，用太白粉勾薄芡，淋入麻油即成。

【功效】滋補肝腎，和中益血，潤肺養顏。

# 第七節
# 補脾升陽，讓脾臟的清氣「舉」起來

補脾升陽之法適用於脾氣下陷證。脾氣下陷證是指脾虛，清氣失升，陷而不舉所致的病理狀態。臨床多表現為納差腹脹，大便稀溏，久瀉久痢，短氣乏力，語言低怯，面白自汗，消瘦，或陰挺脫肛，胃腑下垂，自感腹垂，舌質淡，或邊有齒印，脈細弱無力等。

## 羊肉，補虛祛寒，強腎壯陽

中醫認為，羊肉性溫，入脾、腎經，味道甘而不膩，有開胃健脾、益氣補虛、溫中暖下、強腎壯陽、生肌健體等功效。在寒風肆虐的冬季，常吃羊肉可益氣補虛，促進血液循環，增強禦寒能力，收到進補和防寒的雙重效果。

現代醫學研究證明，羊肉中含有大量的鈣和鐵，還含有豐富的優質蛋白質，與豬肉、雞肉相比，鐵、維生素D的含量更多，對於肺部疾病如肺結核、氣管炎、哮喘等疾病以及貧血、久病體弱、陽痿早洩、營養不良等大有裨益。羊肉還可增加消化酶，保護胃壁，幫助消化，特別適用於體虛胃寒者食用。除了滋補作用外，羊肉的美味也讓人垂涎欲滴，涮羊肉、燉羊肉、炒羊肉、烤羊肉串……花樣百出的各式吃法也讓羊肉備受歡迎。

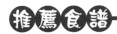推薦食譜

🍲 **山藥羊肉粥**

【原料】羊肉250克，鮮山藥 100克，糯米100克。

【作法】將羊肉洗淨，放入

沸水中汆去血水，切成小塊備用。再將山藥洗淨，切塊。最後再把羊肉、山藥一同入鍋，加水800CC，用小火煮爛，加入糯米煮成粥，每天早、晚熱過之後即可食用。

【功效】補脾益腎、溫中暖下，適合脾胃虛弱、寒性腹瀉患者食用，胃熱以及便祕患者不宜食用。

## 白蘿蔔羊肉湯

【原料】白蘿蔔500克，羊肉500克，豌豆100克，草果6克，香菜1把，生薑10克，鹽、胡椒各適量。

【作法】將羊肉洗淨，在沸水中汆去血水，撈出瀝乾，切小塊。蘿蔔洗淨，切塊；豌豆、香菜洗淨；生薑拍破。將砂鍋內加水適量，下羊肉，煮開鍋，除去上面的泡沫，放豌豆、蘿蔔、草果於湯內，再用旺火燒開，改用小火燉60分鐘左右，至內爛為止。最後起鍋前放鹽、胡椒，再煨片刻，起鍋後放香菜於湯上即成。

【功效】補虛驅寒，助陽益精。

## 當歸羊肉湯

【原料】肥羊肉500克，當歸、生地各20克，乾薑15克，醬油、黃酒、白糖、食鹽各適量。

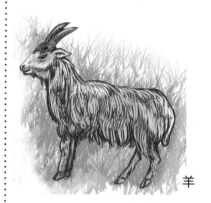

羊

【作法】將羊肉沖洗乾淨，切塊，放入鍋中，加清水、當歸、生地、乾薑、黃酒，煮至七分熟時，再加醬油、白糖、食鹽，小火燒煮即成。

【功效】羊肉能益氣血，暖胞宮，以當歸、生地、乾薑為輔佐，當歸、生地助羊肉養血調經，乾薑助羊肉溫中暖下，合用而成溫補氣血之方。本品溫補氣血，適用於血虛、宮冷、崩漏，產後虛寒腹痛、虛勞羸弱的患者。

這裡要說明一點，**許多人吃羊肉時喜歡配食醋作為調味品，吃起來更加爽口，其實是不正確的。**因為羊肉性熱，功能是益氣補虛；而醋中含蛋白質、糖、維生素、醋酸及多種有機酸，性溫，宜與寒性食物搭配，與熱性的羊肉不適宜一起吃；吃羊肉後也不宜馬上飲茶，因為羊肉中含有豐富的蛋白質，而茶葉中含有較多的鞣酸，吃完羊肉後馬上飲茶，會產生一種叫鞣酸蛋白質的物質，容易引發便祕。

## 牡蠣，斂陰潛陽，化痰止咳

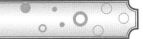

牡蠣又名蠣蛤、牡蛤、蠣房、海蠣子。中醫認為，**牡蠣有斂陰潛陽，化痰止咳，軟堅散結的功效，常被用來治療胃酸泛酸，驚悸失眠，眩暈耳鳴，瘰病痰咳，症瘕痞塊，自汗盜汗，遺精崩帶等症。**

現代醫學研究證實，牡蠣中含有豐富的礦物質，如鋅、鉻、鎂、鐵、銅、鉀等，不僅具有化痰軟堅，清熱除濕，止心脾氣痛的藥用功效，還能細膩肌膚、養顏美容。這在明代藥膳學家姚可成所著《食物本草》中有所提及：牡蠣「治虛損，調中，解丹毒，婦人血氣。以薑醋生食，治丹毒，酒後煩熱，止渴。炙食甚美，令人細肌膚，美顏色。」

## 推薦食譜

### 牡蠣拌菠菜

【原料】去殼牡蠣50克，香油3CC，低納鹽、蒜末各適量。

【作法】菠菜擇洗乾淨，放開水汆一下，撈出瀝水，切段；牡蠣洗淨泥沙，煮熟。將菠菜段和煮熟的牡蠣盛盤，用鹽、蒜末和香油調味即可。

【功效】養胃生津，軟堅散結。治療胃酸泛酸，驚悸失眠，眩暈耳鳴等症。

### 黑豆牡蠣粥

【原料】牡蠣20個，黑豆、白

米各適量，蔥半根，食鹽、麻油少許。

【作法】將牡蠣、蔥洗淨；黑豆洗淨，泡水一夜；白米洗淨，泡水30分鐘備用。將黑豆、白米放入鍋中，加入適量水煮成粥，再加入牡蠣、鹽煮熟，最後撒蔥末、淋麻油即可食用。

【功效】化痰軟堅，清熱除濕，滋潤皮膚。

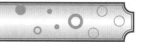牛奶牡蠣雞蛋羹

【原料】雞蛋2個，牡蠣200克、牛奶150CC、金針菇60克。鹽、料理酒、醬油、湯料各適量。

【作法】牡蠣用鹽水洗淨，倒入鍋內噴上料理酒乾炒一下，倒上醬油立即出鍋；雞蛋打勻，用牛奶、鹽、料理酒調味、倒入放涼的湯料；金針菇洗淨切碎，放入碗中。將牡蠣、金針菇、雞蛋倒在同一個碗內，用旺火蒸3分鐘，改用小火蒸10分鐘即可（不宜放過多蔬菜，以免牡蠣味道變淡）。

【功效】補虛損，祛風濕，抗衰老，烏髮。

---

**溫馨提醒**

　　在蒸煮牡蠣的過程中，盡量用小鍋，避免用太大的鍋一次做太多，否則可能造成牡蠣受熱不均，使一部分牡蠣無法熟透；還會影響牡蠣的味道。

---

## 雞肉，健益脾胃，補虛填精

　　中醫認為，雞肉有溫中補氣、補虛填精、益五臟、健脾胃、活血脈，以及強筋骨的功效，且很容易被人體吸收利用，是增強體力、強壯身體的佳品，特別適合老人、病人、體弱者食用。

　　雞幾乎渾身是寶，下面就讓我們來看看雞的寶貴之處：

❶**雞肉**：黃母雞肉能助陽氣、暖小腸、止泄精；母雞肉可治風寒濕痹、病後產後體弱身虛；公雞肉有益於腎虛陽痿者服用；烏骨雞肉既是營養珍品，又是傳統中藥，單用或配製複方，可補氣血、調陰陽、養陰清熱、調經健脾、補腎固精，常用於病後康復和男女生殖系統疾患。

❷**雞腸**：性味甘平，可治遺精、消渴、小便不禁等症。

❸**雞油**：性味甘寒，是治頭禿脫髮的良藥。

❹**雞腦**：性味甘鹹，可用於夢驚、小兒驚癇的治療。

❺**雞腎**：性味甘平，風乾火焙入藥，可治頭眩眼花、咽乾耳鳴、耳聾、盜汗等病症。

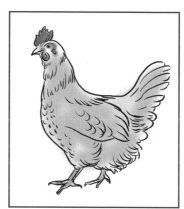

雞

❻**孵雞蛋殼（鳳凰衣）**：性味甘寒。火焙研末入藥，熱湯送服，治療盜汗、背冷、腰痛等病症；燒灰油調，塗癬及小兒頭身諸瘡。

❼**雞內金**：性味甘平，治胃腸疾患良藥。小火炒熟碾成細末，單用或配製複方治腸風瀉血、小便頻遺，對小兒消化不良有特效。

❽**雞膽**：性味苦，微寒。可瀉肝火、理肺氣，水化搽痔瘡可迅速消除炎症；治小兒百日咳有特效。

❾**雞血**：性味鹹平，有安神定志、解毒作用。熱血服之，治小兒下血及驚風，解丹毒、安神祛風。

❿**雞蛋**：性味甘平，可鎮心、安五臟、止驚安胎。醋煮食之，治赤白久痢、產後虛痢；熟蛋調酒服之，治產後耳鳴、耳聾；單服醋煮蛋黃，治產後虛弱。

⓫**雞肝**：性味甘溫，可補肝腎，治心腹痛，安胎止血；肝虛目暗患者多食雞肝大有裨益。

雞的烹調方法比較多，不但適於熱炒、燉湯，而且是比較適合冷食涼拌的肉類。用雞做的名菜也有很多，如「曹操雞」、「貴妃雞翅」、「虎頭雞」、「霸王別雞」、「三游神仙雞」、「宮保雞丁」等。

## 推薦食譜

### 甜味烏雞

【原料】烏母雞1隻，生地黃60克，麥芽糖100克。

【作法】將烏雞宰殺，去毛、內臟及瓜尖，放入開水中氽去血水，洗淨。將生地黃浸泡至軟，洗淨，取出切成薄片，放入麥芽糖內拌勻。將雞置於盤內，放入蒸籠內，鍋內加水適量，蒸約1個半小時即可。不用再放其他調料，分頓食肉喝湯。

【功效】補虛損、益氣血、生津安神，適用於積勞虛損，或大病之後體弱、盜汗、乏力、心悸頭昏、消瘦食少等。

### 雞肉餛飩

【原料】烏雞肉200克，麵粉250克，生薑、蔥白、花生油、黃酒、食鹽各適量。

【作法】先將烏雞肉剁成肉末，生薑、蔥白切碎。把雞肉末、薑、蔥放入碗中，加入花生油、黃酒、食鹽、清水，調拌均勻成餡。麵粉加水和麵，作成薄皮，包入肉餡，製成餛飩。鍋中加水煮沸，入餛飩煮熟，可作主食經常食用。

【功效】健脾益胃、潤燥養顏。適用於皮膚脾胃虛弱、皮膚乾燥患者。

### 何首烏燉烏雞

【原料】何首烏8克，烏雞350克，清水1000CC，薑10克，鹽

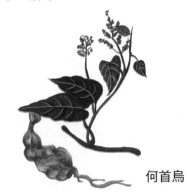

何首烏

5克，雞精3克，糖1克。

【作法】烏雞斬塊氽水洗淨，

何首烏洗淨備用，薑切片待用；將砂鍋上火，放入清水、薑片、何首烏、烏雞，大火燒開轉小火燉40分鐘放入鹽、雞精、糖調味即成。

【功效】滋陰益胃，補氣養血，使面色白皙明亮，對陰虛血少、頭髮早白也有一定的治療作用。

**溫馨提醒**

雞肉性溫熱，感冒的人如有頭痛、乏力、發熱現象，會使病情加重，應忌食雞肉，忌飲雞湯。此外，雞屁股是淋巴最為集中的地方，也是儲存病菌、病毒和致癌物的倉庫，應棄掉不要。

# 第八節
# 滋陰益胃，讓胃中的津液「濡」起來

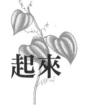

　　滋陰益胃之法適用於胃陰不足證。胃陰不足證是指胃中津液不足，陰不制陽，胃腸失卻濡潤的病理狀態。臨床多表現為低熱，飲食減少或知饑不食，心煩，口乾咽燥，日久可見乾嘔、呃逆，便祕，舌紅少苔或無苔，脈細數等症狀。

## 荸薺，滋陰益胃，溫中益氣

　　荸薺自古有「地下雪梨」之美譽，具有滋陰益胃、溫中益氣、利咽化痰、消積排毒之效。常被用來治療熱病煩渴、便祕、陰虛肺燥、痰熱咳嗽、咽喉腫痛、肝陽上亢等症。李時珍在《本草綱目》中記載，荸薺能「消渴、溫中益氣，下丹石，消

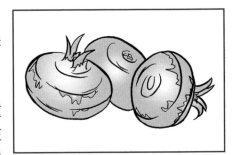

荸薺

風毒，除胸中實熱。」作粉食能「明耳目，消黃疸，開胃下食，能解毒，療膈氣，消食化銅。治血崩，消蠱毒。」

　　現代醫學研究證實，荸薺中富含黏液質、磷、糖、礦物質、維生素C及荸薺英等營養元素，能迅速滋養肌膚，有效改善痘痘、色斑等肌膚問題。

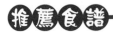

🍲荸薺蕹菜湯

【原料】新鮮蕹菜（空心菜）400克，荸薺50克，低納鹽適量。

【作法】蕹菜洗淨，切成3公分長的段；荸薺洗淨，除去荸薺根蒂部，放入沸水中浸泡3分鐘，連皮切成薄片。與蕹菜段同入砂鍋，加足量水，大火煮沸，改用小火煨煮10分鐘，加低納鹽拌和均勻即成。

【功效】滋陰益胃，生津止渴。治療發熱煩渴、痰熱咳嗽、大便祕結津等症。

### 蕹菜炒荸薺

【原料】蕹菜250克，荸薺100個，鹽、雞精各適量。

【作法】蕹菜洗淨，切段；荸薺洗淨，切片。鍋燒至七分熱，放油，旺火炒至熟，下鹽炒勻，以雞精調味食之。

【功效】清熱解毒，潤腸通便，降壓。治療頭暈面赤、煩躁易怒、大便祕結等症。

### 蘑菇荸薺炒蛋

【原料】荸薺100克，蘑菇100克，蛋3個，植物油、香蔥、鹽適量。

【作法】將荸薺洗淨切片；蘑菇洗淨，切片；香蔥洗淨去根鬚，切成蔥花。取雞蛋放入碗內，投入蘑菇、荸薺、油、鹽，用筷子打攪拌勻。再放入燒熱的油鍋中，不停翻炒，待成小塊狀時即可，佐膳服用。

【功效】開胃消食，消積通便，滋陰養顏。

## 豆腐，溫中和胃，益氣健脾

豆腐為大豆的加工製成品，是我國素食菜餚的主要原料，歷來受到人們的歡迎。**中醫認為，豆腐性味涼甘，歸脾、胃、大腸經，具有益氣和中、生津潤燥、清熱解毒的功效。**

現代醫學研究證實，豆腐熱量低、不含膽固醇，且營養豐富，蘊含著豐富的大豆異黃酮、優質蛋白質、鈣及維生素E，能有

效滋潤肌膚、增強肌膚彈性，進而減低老化及皺紋的形成。

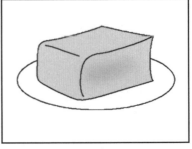

豆腐

　　豆腐的烹製方法可謂多種多樣，可以涼拌、紅燒、燉煮等，花樣繁多。而且豆腐家族的種類也是層出不窮，除了傳統的豆漿、豆花、豆腐乾等，現在更有豆腐新吃的產品，比如可口的豆腐霜淇淋就極適合無法接受乳糖的人選用。此外，用豆腐做成的乳酪蛋糕也是很棒的。

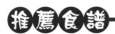

### 水筍豆腐

【原料】豆腐100克，水煮竹筍60克，大蔥20克，生薑末5克，豌豆莢2個，乾香菇1個，太白粉2小勺，醬油、蠔油、料理酒各1小勺，雞湯少許。

【作法】豆腐瀝水，切成極薄的片；香菇泡發，切片；大蔥切段；竹筍切成稍厚的塊；豌豆莢燙熟後切成斜片備用。把雞湯煮沸，放入醬油、蠔油、生薑末和料理酒，重新煮沸後倒入豆腐片、香菇片、竹筍塊，煮至湯水變少勾芡裝盆，點綴豌豆莢即可。

【功效】益氣健脾，溫中和胃，降糖降脂，抗癌。適用於糖尿病、慢性胃炎、腸功能紊亂、高血脂症、腫瘤、高血壓、冠心病。

### 天麻煮豆腐

【原料】天麻10克，豆腐60克，調料適量。

【作法】將天麻洗淨打碎加水煮沸，再放入豆腐煮透，加入少許低納鹽調味後即成。

【功效】息風止痙，平肝潛陽。適用於脾虛痰盛、肝風上擾所致高血壓、頭目眩暈、頭重如裹者。

### 豆腐絲炒飯

【原料】乾豆腐50克，白飯100克，油10CC，香蔥3根，紅蘿蔔絲少量，鹽、醬油各1小匙。

【作法】先將豆腐切成絲狀，並將香蔥切碎，分別盛於容器內。將油7CC置於鍋內，中火燒冒煙，放豆腐絲炒微黃，取出盛容器中。將油3CC置鍋內，炒飯至飯粒全部散開，加香蔥，再入已炒好之豆腐絲，然後加鹽調味，並可入1小匙醬油充分混合。加入適量紅蘿蔔絲以豐富色彩及營養。

【功效】滋陰益胃，補虛潤燥，降血糖。

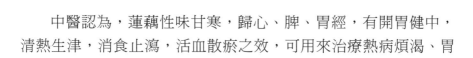

## 蓮藕，開胃健中，清熱生津

中醫認為，蓮藕性味甘寒，歸心、脾、胃經，有開胃健中，清熱生津，消食止瀉，活血散瘀之效，可用來治療熱病煩渴、胃納不佳，食欲不振、衄血、咯血、下血等症。

現代醫學研究證實，**蓮藕中含有黏液蛋白和膳食纖維，能與人體內膽酸鹽、食物中的膽固醇及三酸甘油酯結合，使其從糞便中排出，從而減少脂類的吸收，有益於減肥祛脂**。蓮藕還含有鞣質，有一定健脾止瀉作用，能增進食欲，促進消化，開胃健中，有益於胃納不佳，食欲不振者恢復健康。

### 推薦食譜

### 蓮藕麥片粥

【原料】麥片20克，胡蘿蔔30克，豬里脊肉50克，白米90克，蓮藕100克，鹽適量。

【作法】將上述材料分別洗淨，然後將蓮藕切片，胡蘿蔔切絲，豬里脊肉切絲；米放入鍋中，加水煮開，再加麥片和蓮藕片，大火煮滾後轉小火，煮至濃稠狀；加入胡蘿蔔絲和

里脊肉絲煮熟，再加鹽調味。

【功效】滋補肝腎，益氣力。

## 山楂蓮藕羹

【原料】生山楂500克，蓮藕120克，雪梨1個，白糖適量。

【作法】雪梨、蓮藕洗淨，切片；山楂洗淨，用小刀挖去蒂及子，加水煮15分鐘，碾壓成糊漿，再放入白糖，溶化後倒入盛器，再將雪梨、藕切片放入即成。隨意食之。

【功效】溫經通脈、化瘀止痛。適用於女子寒性痛經症及面色無華者。

## 蓮藕綠豆燉豬蹄

【原料】豬蹄3個，蓮藕800克，綠豆、蓮子、花生各40克，章魚乾1個，蜜棗3個，生薑3片，鹽適量。

【作法】豬蹄洗淨；蓮藕去節、切厚塊；蓮子去芯；蜜棗去核，與綠豆、花生、章魚乾浸泡。一起下燉鍋，加清水2500CC（約10碗量），大火滾沸後改小火燉約2小時，加鹽、高鮮味精調味即可食用。

【功效】健脾益氣，清熱解毒。

## 無花果，開胃養津，補脾潤肺

無花果在我國有悠久的藥用歷史。**中醫認為，無花果性平，味甘酸，有開胃養津、補脾潤肺、潤腸通便的作用，可用來治療食欲不振，消化不良，腸炎，痢疾，黃疸及胸悶、咳痰，肺熱聲嘶，咽喉腫痛等症。**

現代醫學研究證實，每天嚼一些乾燥的無花果，能產生抑制癌細胞擴散和發展的作用。除了口服，無花果的果實和葉子還可以外用。比如患痔

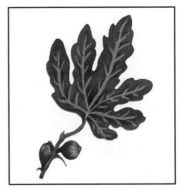

無花果

瘡的時候，用無花果加水煎湯，每晚睡前熏洗肛門，連續1週，治療效果極佳；小兒患慢性腹瀉時，取幾片無花果葉子放在鍋裡，加水熬煮，剩一半水的時候，用來薰洗腳心，每天1次，持續幾天，即能治癒。

## 推薦食譜

### 無花果芝麻糊

【原料】無花果5枚，葛根粉50克，黑芝麻糊25克。

【作法】無花果切碎成小顆粒狀，與葛根粉、黑芝麻糊加水調勻，煮熟。

【功效】健脾養胃，補益肝腎，降糖降脂，抗癌，潤腸通便。適用於慢性胃炎、老年人腸燥便祕、糖尿病、高血脂症、腫瘤、動脈粥樣硬化、冠心病、腦血栓、脂肪肝。

### 無花果銀耳羹

【原料】無花果5枚，銀耳10克。

【作法】無花果每枚切成4小塊，銀耳泡發撕成小朵，加水煮成稠糊狀。

【功效】健脾益胃，潤肺保肝，降壓降糖，抗癌抗凝。適用於糖尿病、高血壓、高血脂症、腫瘤、腦血栓、慢性支氣管炎、慢性胃炎、慢性肝病。

### 無花果杏仁湯

【原料】無花果8枚，杏仁9克，蜜棗5枚，瘦肉120克，油、鹽酌量。

【作法】上料洗淨，蜜棗去核，瘦肉切塊。燉鍋內盛6碗水，材料一起放入，煮約2小時，調味即成。

【功效】滋陰益胃，清熱化痰，祛脂降壓。

# 第九節
# 補脾養胃止痛，安撫脾胃止疼痛

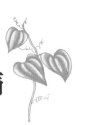

　　補脾養胃止痛法適用於脾胃不和而致胃脘痛。臨床多表現為上腹部（胃脘）脹滿疼痛（偶有劇痛），食後加重，或消化不良、食物不振，飽滿噯氣、吞酸，或伴噁心嘔吐、口苦、腹瀉等。後期可見營養不良等。上腹壓痛多呈瀰漫性，較潰瘍病壓痛廣泛。除脹痛外，還可出現「隱痛」、「刺痛」、「串痛」、「劇痛」等症狀。

## 茯苓，健脾和胃，寧心安神

　　中醫認為，茯苓味甘，性平，歸胃經、肺經、腎經，有利水滲濕、健脾補中、寧心安神之效。《本草綱目》記載茯苓：「主治胸肋逆氣，憂恐驚邪，心下結痛，寒熱煩滿咳，口焦舌乾，通利小便。經常服用，安魂養神，使人不饑延年，止消渴嗜睡，治腹水、胸水及水腫病症，還有開胸腑、調臟氣、除腎邪、長陰益氣，保神氣的功能，善安心神……」正是因為茯

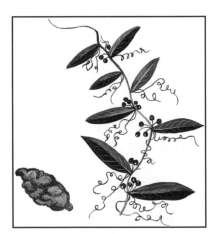

茯苓

苓有這麼多的功效，民間常以茯苓為原料，製成茯苓糕、四神湯等，以取得補脾，利尿、降血糖、鎮靜、補氣等效果。

　　茯苓還有養顏美容的功效。《經驗後方》中記載，食用茯

苓「至百日肌體潤澤，延年耐老，面若童顏」。《東坡雜記》記載：食用茯苓有「顏如處子」的美容效果。現代醫學研究證實，茯苓的美容功效來源於茯苓中富含的茯苓多糖，它能增強人體免疫功能，產生防病、延緩衰老的作用。

## 推薦食譜

### 山藥茯苓肚

【原料】豬肚1個，茯苓100克，淮山藥100克。

【作法】將豬肚洗淨，茯苓、淮山藥裝入肚內，淋上黃酒2匙，撒細鹽適量，紮緊口，入鍋內加水慢燉至肚子酥爛；將豬肚撈出剖開，倒出茯苓、淮山藥，冷卻後烘乾，研末裝瓶，每次服6～10克，日服3次，溫開水送服。取豬肚切片，適當調味後食用。

【功效】補腎益胃，健脾滲濕，美白養顏。

### 茯苓餅

【原料】茯苓200克，人參10克，麵粉800克。

【作法】將茯苓、人參二藥分別研為細末，加食鹽少許，同麵粉加水揉成麵糰，做成約重100克的餅子若干，烙熟。每次食1個。

【功效】益脾和胃，補氣和血。適用於陰血虛虧所致的膚色暗沉、崩漏失血及體虛少食、營養不良者。

### 茯苓雞肉餛飩

【原料】茯苓50克，雞肉適量，麵粉200克。

【作法】茯苓研為細末，與麵粉加水揉成麵糰，雞肉剁細，加生薑、胡椒、鹽做餡，包成餛飩。煮食。

【功效】補脾利濕，開胃下氣。適用於脾胃虛弱，嘔逆少食，消化不良者。

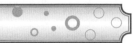

# 黨參，補脾養胃，潤肺生津

中醫認為，黨參性平，味甘，入脾、肺經，有補脾養胃、潤肺生津的作用，可用於脾肺虛弱、氣短心悸、食少便溏、虛喘咳嗽、內熱消渴等症。

與善補氣血的人參相比，黨參作用相同，運用範圍卻更廣泛，這在《本草正義》有明確記載：「黨參力能補脾養

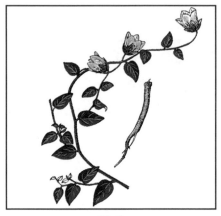

黨參

胃，潤肺生津，健運中氣，本與人參不甚相遠。其尤可貴者，則健脾運而不燥，滋胃陰而不濕。凡古今成方之所用人參，無不可以潞黨參當之，凡百證治之應用人參者，亦無不可以潞黨參投之。」那麼，脾胃虛弱的人在日常生活中應如何使用黨參呢？把黨參洗淨切碎，單獨煮水來喝，也是一種不錯的選擇，此品有一股淡淡的甜味。你還可以把黨參切成大段，加適量清水和小米一起煮粥，這道黏膩醇香的黨參小米粥，補胃功效可是非同一般的。當然，你也可以在燉各類肉湯的時候放入一些黨參段，黨參和肉的味道相得益彰，使湯的味道更加鮮美，其滋補功效也會更上一層樓。

## 推薦食譜

### 參杞酒
【原料】黨參5克，枸杞15克，米酒500CC。

【作法】將黨參、枸杞洗淨，乾燥後研為粗末，放入細口瓶內，加入米酒，密封瓶口，每

日振搖1次，浸泡7天以上。每次服15CC，早晚各服1次。

【功效】益氣補血、寧心安神。治療心脾兩虛、心悸失眠、夜寐多夢、食欲不振、肢體倦怠等。

### 參棗飲

【原料】黨參30克，紅棗10枚。

【作法】將黨參、紅棗洗淨，加清水適量，浸漬2小時，煎煮40分鐘，取湯溫服，每日1劑，早晚各服1次。

【功效】健脾益胃、補氣生血，治療脾胃氣虛、飲食減少、大便稀溏，血虛所致面色萎黃、消瘦乏力等症。

### 參米茶

【原料】黨參30克，粟米100克。

【作法】將黨參、粟米分別淘洗乾淨，黨參乾燥後研碎，粟米炒熟，同置於砂鍋內。加入清水1000CC，浸漬1小時後，煎煮20分鐘停火，沉澱後倒入保溫瓶內，代茶飲用。

【功效】補脾養胃，益氣滋陰。治療脾胃虛弱、食欲不振、胃脘隱痛等症。

## 板栗，健運脾胃，活絡止痛

唐代醫藥學家孫思邈在《千金方》中曾這樣說：「栗子，味鹹溫，無毒。主益氣，厚腸胃，補腎氣，令人耐饑，生食之，甚治之腰腳隨。」《名醫別錄》這樣評價板栗：「主益氣，厚腸胃，補腎氣，入脾、腎經」。指出板栗味甜性溫，可炒可煮，有健胃脾的功效。

**板栗還有活血散瘀的作用。生食板栗有止血功效，可治吐血、衄血、便血等常見出血症。**將生板栗去殼，搗爛如泥，塗於患處可以治跌打損傷、瘀血腫痛等。

## 推薦食譜

### 栗子糕

【原料】栗子200克，糯米粉500克，白糖50克，瓜子仁、松仁各10克。

【作法】將栗子去殼，用水煮至極爛，加糯米粉和白糖，揉勻，入熱屜中旺火蒸熟，出屜時撒上瓜子仁、松仁。

【功效】健脾益氣、養胃止痛。既可用於脾胃虛寒導致的慢性腹瀉患者的恢復，也適合治療中老年人由於機能退化所致的胃納不佳，氣虛乏力。

### 栗子燒白菜

【原料】生栗子300克，大白菜500克，白糖、太白粉、醬油、低納鹽、花生油各適量。

【作法】栗子煮至半熟，撈出，剝去外殼，對半切開；大白菜洗淨，切長條塊；鍋內放入花生油燒熱，下栗子略炸後，撈出瀝油；鍋內留少許底油燒熱，下白菜略炸，放入栗子，加清水、醬油、低納鹽、白糖用旺火燒沸，再改用小火燒至熟透，用太白粉勾芡，起鍋裝盤即成。

【功效】補脾益腎，強筋健骨，潤膚養顏。連服數月，面部可變得白嫩而光滑。

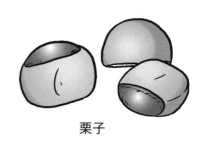

栗子

### 栗子山藥薑棗粥

【原料】栗子30克，紅棗10枚，山藥15克，生薑6克，白米100克，紅糖適量。

【作法】加水煮成稀粥食，再加紅糖調味食。

【功效】方中栗子能補腎、益脾而止瀉，山藥、白米亦益脾養胃之物，薑、紅棗、紅糖能溫養脾胃。適用於脾腎虛弱、畏食冷物、少食腹瀉、消化不良等病症。

# 鯽魚，健脾益氣，開胃止痛

鯽魚是淡水魚中分布最廣、適應能力最強的上等魚。它富含各種營養素，肉味鮮美，肉質細嫩，刺較少且粗，吃起來既鮮嫩可口。鯽魚不僅食之美味，還有很高的藥用價值。**中醫認為，鯽魚味甘、性平，入脾、胃、大腸經，具有健脾益氣、開胃止痛、利水除濕、通乳之功效。**

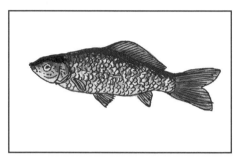

鯽魚

女性平時常吃鯽魚，可以補益脾胃，增強抗病能力；哺乳期常吃鯽魚，可以防止母乳脂肪含量偏高和寶寶腹瀉；坐月子期間常吃鯽魚，可以促進乳汁分泌，身體恢復。故而《本草經疏》中說鯽魚，「與病無礙，諸魚中唯此可常食」。

## 推薦食譜

### 清燉鯽魚

【原料】鯽魚250克，熟雞胸肉50克，火腿15克，冬菇、酒各適量，雞湯250CC，蔥、薑、鹽各5克。

【作法】將冬菇用熱水發好，去蒂，切成小塊；火腿、熟雞胸肉切成薄片；薑、蔥切成細絲；鯽魚去鱗，去鰓，去內臟，洗淨，用刀在魚的兩側劃上斜菱形的刀口，刀深到魚肉的一半即可，不要切透，便於入味，然後撒上鹽，浸泡約30分鐘。把雞湯放入砂鍋，用大火燒開，放入魚及火腿片、熟雞胸肉、冬菇、薑絲、蔥末等佐料，小火燉10分鐘，待煮開時，魚肉即已熟透，撒上料理酒及剩下的鹽，略煮，即可出鍋。魚擺在盤中，其他佐料取出，擺在魚身上，並將湯倒在魚盤中即成。

【功效】溫胃止痛，滋陰潤燥。治療脾胃虛寒所致的腹瀉、腹痛，效果極佳。

### 香酥鯽魚

【原料】鯽魚1條（約250克），黃酒200CC，香油適量。

【作法】將魚切成2寸長小塊，不去鱗腸，用香油炸焦。服後飲黃酒，取微汗。

【功效】溫經通絡，補血益氣。主治產後關節痛、屬血虛型，產後四肢抽筋，肢體痠楚、麻木，舌紅、少苔，脈細無力。

### 鯽魚花椰菜羹

【原料】鯽魚1條，花椰菜120克，薑片、胡椒粉、鹽、植物油、香油各適量。

【作法】鯽魚處理乾淨；花椰菜洗淨，掰朵。炒鍋放植物油燒熱，下薑片熗鍋，放入鯽魚煎至微黃，加開水適量，煮半小時，放入花椰菜煮熟，加入香油、胡椒粉、鹽，調勻即成。

【功效】通絡止痛，祛風明目。主治產後關節痛、視力下降等症。

# 第十節
## 健脾養胃止嘔，通暢脾胃止嘔吐

健脾養胃止嘔之法適用於脾虛胃弱而致嘔吐證。本證主要是胃失和降、胃氣上逆所致。臨床表現有寒、熱、虛、實之辨。如吐酸苦水，吐清水痰涎、口不渴，喜熱飲，四肢厥冷者為寒吐（或嘔吐），或噯氣，喜冷飲，口渴，小便短赤等。急性多突然嘔吐，慢性多時吐時止，反覆發作等。

## 山楂，開胃消食，化痰止嘔

現代科學研究證實，山楂中富含胃蛋白酶和豐富的纖維素。胃蛋白酶的活性能夠促進蛋白脂肪的分解，纖維素有助於促進腸道蠕動。經常食用山楂，能達到《本草綱目》所說的「化飲食，消肉積，症瘕，痰飲，痞滿吞酸，滯血痛脹」之效。

山楂還是美容抗衰的良藥。這是因為山楂中含有大量維生素C，其高分子顆粒能有效去除肌膚表面乾燥老化死皮，令面部皮膚煥然一新。將山楂與檸檬片一同用沸水沖泡，每日代茶飲用，能滿足人體維生素C的需要量，產生美化皮膚、抵抗衰老的作用。

### 推薦食譜

**山楂紅糖包**

【原料】山楂10克，紅糖適量。

【作法】將山楂與紅糖研磨成餡，做成麵粉包子，蒸熟即可。

【功效】行結氣，化瘀血。治療痰飲、痞滿、吞酸，嘔吐等症。

### ◕／山楂蜂蜜膏

【原料】山楂500克，蜂蜜250克。

【作法】山楂去果柄及果核，放在鍋內（勿用鐵鍋），加水適量，煎煮至7分熟，水將耗盡時，加入蜂蜜，再以小火煎煮熟透，收汁即可。待冷，放入瓶內貯存備用。每日2日，以溫水沖服。

【功效】消食化滯，破氣行瘀，止嘔。治療飲食積滯、胸膈痞滿、疝氣、血瘀閉經等症。

### ◕／山楂燉牛肉

【原料】山楂100克，瘦牛肉250克，植物油5克，蔥花、花椒粉、低納鹽、雞精各適量。

【作法】山楂洗淨，用小刀挖去蒂及子；瘦牛肉洗淨，切塊，放入開水中汆去血水。炒鍋倒油燒熱，下蔥花、花椒粉炒出香味，再放入牛肉翻炒均勻，倒入山楂，加水用小火燉熟，用低納鹽和雞精調味即成。

【功效】開胃消食，活血化痰，通經止痛。

## 生薑，暖胃禦寒，解毒止嘔

中醫認為，生薑有暖胃禦寒、發汗解表、溫肺止咳、溫中止嘔的功效，可用來治療感冒風寒、嘔吐、咳嗽、食滯、腹瀉等症。民間也有「常吃薑，壽而康」，「冬天一碗薑糖湯，去風去寒賽仙方」、「冬有生薑，不怕風霜」的說法。在寒冷的冬日，將生薑與紅糖一起熬成薑糖水，清香甘甜的芬芳不僅能緩解惱人的乏睏，還能驅散冬日聚集在體內的寒邪，促進體內陽氣生發。

準媽媽妊娠反應嚴重時，可以切兩片硬幣大小的生薑，用開水浸泡5到10分鐘。取出生薑，加入紅糖、蜂蜜或檸檬趁熱飲服，有助於幫助緩解孕吐症狀。

需要特別提醒的是，不宜過多食用生薑，以免吸收大量薑辣素；更不宜食用腐爛的薑。因為腐爛的薑能夠產生一種毒性很大

的有機物——黃樟素，能使肝細胞變性，甚至誘發肝癌及食道癌。

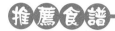推薦食譜

### 老薑雞

【原料】土雞1隻、老薑200克、醬油50CC、鹽30克、豉油20CC。

【作法】將老薑剁碎，加入少量的鹽攪拌均勻；將土雞處理乾淨，斬塊，用大部分剁好的老薑和鹽塗抹在雞塊身上，醃製約30分鐘，再將剩下的老薑和豉油一起做蘸點的醬料；將塗抹好的雞放入鍋中爆香，再放入水，用慢火將其燜熟。或放入蒸鍋中蒸約20分鐘。吃雞肉，喝雞湯。

【功效】開胃提神，溫經補血，安胎止嘔。

### 生薑紅棗粥

【原料】鮮生薑12克，紅棗6枚，白米90克。

【作法】生薑洗淨後切碎，用紅棗、白米煮粥。每日2次，做早晚餐服用，可常年服用。

【功效】健脾養胃，驅風散寒，止嘔。

### 薑橘燉鯽魚

【原料】鮮鯽魚1條（250克），生薑20克，橘皮10克，胡椒粉3克。

【作法】鯽魚洗淨，去鰓、鱗、內臟，將薑切片與橘皮、胡椒粉同納魚腹中，加水適量，用小火煮熟即成，用鹽少許調味。佐餐。

【功效】健脾和胃，溫中散寒，止嘔。

## 藿香，清熱除濕，開胃止嘔

中醫認為，藿香性辛，微溫。歸脾、胃、肺經。具有芳香化濁、開胃止嘔、發表解暑的功效。可用於濕濁中阻、脘痞嘔吐、暑濕倦怠、胸悶不舒、寒濕閉暑、腹痛吐瀉、鼻淵頭痛等症。

現代醫學研究證明，藿香中所含揮發油能促進胃液分泌，增強消化力，有緩解胃腸痙攣的作用。夏季防暑常用的「藿香正氣水」，正是應用了這個原理，成為廣大居民家中常備藥。

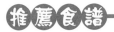

### 涼拌藿香

【原料】藿香葉200克，低納鹽、芝麻油、醬油各適量。

【作法】將藿香嫩葉洗淨，用沸水氽一下，撈出，瀝乾，加入低納鹽、芝麻油、醬油，拌勻即可食用。

【功效】祛暑降溫，化濕和胃。

### 藿香茶

【原料】藿香葉30克，紅棗5枚，生薑1塊，白糖適量。

【作法】將藿香葉、紅棗分別洗淨；生薑切片；鍋內放適量水，放入薑片、紅棗煮20分鐘，加入藿香葉繼續煮10分鐘左右，加白糖調味即可。

【功效】健脾養胃，治療脾胃虛弱、食欲不佳。

## 黃瓜，健脾養胃，清熱解毒

中醫認為，黃瓜性味甘涼，歸肺、胃、大腸經，具有健脾養胃、清熱解毒、生津止渴、祛脂降壓的功效，可用來治療身熱煩渴，咽喉腫痛，風熱眼疾，濕熱黃疸，小便不利等症。

現代醫學研究證實，黃瓜富含維生素E和黃瓜酶，除了降血脂、潤膚，抗衰老外，還有很好的細緻毛孔的作用，其作用機理是鮮黃瓜中所含的黃瓜酶是一種有很強生物活性的生物酶，能有效地促進機體的新陳代謝，擴張皮膚微血管，促進血液循環，增強皮膚的氧化還原作用，

## 推薦食譜

### 肉絲拌黃瓜

【原料】豬瘦肉100克，黃瓜250克，海蜇50克，豆油少許，芝麻油、醬油、醋、低納鹽、大蒜、香菜各適量。

【作法】豬瘦肉切成細絲，大蒜拍扁切成末，香菜切成1公分長的段。勺內放入少許豆油，燒熱，放入肉絲煸炒，加入醬油，炒入味後倒出。黃瓜洗淨，切成細絲，整齊擺放在盤中，再把肉絲放在黃瓜絲上。海蜇泡發好，洗淨，切成細絲，放在肉絲上。香菜段放在肉絲的一邊，大蒜末放在肉絲的另一邊。把醬油、醋、芝麻油、低納鹽放在碗內調好汁，澆在黃瓜絲上，現拌現吃。

【功效】健脾養胃，清熱養陰，止嘔。

### 粉條拌黃瓜

【原料】乾粉條100克，黃瓜100克，麻醬適量。

【作法】將黃瓜洗淨，切絲。粉條放入盆內用熱水泡軟，切條。麻醬加涼水調開，待用。將粉條、黃瓜放入盆內，加入麻醬、低納鹽、蒜茸、醋、麻油，拌勻即成。

【功效】清熱利尿，生津降糖。

### 黃瓜枸杞雞蛋湯

【原料】鮮嫩黃瓜250克，枸杞30克，雞蛋1個，清湯800CC，蔥、薑、低納鹽、太白粉、黃酒、麻油各適量。

【作法】將嫩黃瓜洗淨，縱剖為兩半，連瓤切成斜薄片，放入碗中，用少許低納鹽醃漬30分鐘。將雞蛋打入碗中，按順時針方向連續攪打30次。湯鍋置火上，加清湯800CC，大火煮沸，放入洗淨的枸杞，燒煮10分鐘。加嫩黃瓜片，調入雞蛋汁，用勺劃開，繼續燒煮數分鐘，加蔥花、薑末、低納鹽，用太白粉勾芡，淋入麻油即成。

【功效】健脾養胃，利咽止嘔。

# 第十一節
## 補脾潤腸通便，祛除便祕無影蹤

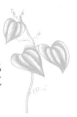

補脾潤腸通便之法適用於脾胃不足而致便祕。臨床多表現為大便祕結不通，時發時止，或排便難澀不暢，或乾燥堅硬，狀如羊屎等症狀。

### 菠菜，下氣調中，通腸潤燥

菠菜，又叫角菜、波斯菜、赤根菜、鸚鵡菜。因它的根是圓錐形，紅色，似鸚鵡嘴，所以古人稱之為鸚鵡菜。中醫認為，菠菜性平和，有通小便，清積熱，降血壓、解酒毒和補血的功能，常食菠菜，可使大便通暢，緩解便祕症狀；它還可以配合治療糖尿病、乳糜尿病、肺結核、高血壓、風火赤眼、夜盲症以及解酒毒等。

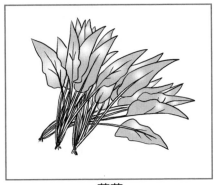

菠菜

現代科學研究證明，每百克菠菜中含蛋白質2.4克，碳水化合物3.1克，鈣72毫克，磷53克，鐵1.8毫克，胡蘿蔔素3.87毫克，維生素C39毫克，既易消化吸收，又富含營養，特別適合老、幼、病、弱者食用。

## 推薦食譜

### 菠菜紅棗粥

【原料】菠菜250克，白米100克，紅棗20枚。

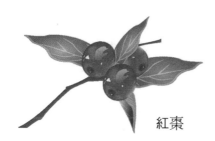

紅棗

【作法】將菠菜洗淨，切細備用；將白米、紅棗清洗後與菠菜一同放入鍋內，倒入適量清水，置大火上煮，水沸後，改小火繼續煮至米熟即成。空腹服用，可常服。

【功效】消食導滯，止消渴。

可作為食欲不振、便祕、糖尿病患者的養生食療妙方。

### 菠菜羊肝湯

【原料】鮮菠菜200克，羊肝200克，鹽、香油各適量。

【作法】先將羊肝切成薄片，用水洗淨，晾乾，加入醃料拌勻。菠菜用水洗淨，去鬚根，切短，等鍋中的水燒沸後倒入羊肝，稍滾後下入菠菜，加鹽、香油調味，再次燒滾後，加高鮮味精，即可出鍋食用。

【功效】養肝生血，潤燥滑腸，對於脾胃虧虛的人來說，是一道不錯的佳品。

### 溫馨提醒

　　菠菜中含有較多的草酸，草酸鈣易導致泌尿系統結石，所以腎功能虛弱及疑有泌尿系結石者應慎食菠菜。另外，菠菜忌與豆腐同食，因為豆腐的鈣質含量很高，易與草酸一起形成草酸鈣。

# 萵苣，疏通腸道的「啟動劑」

萵苣，又名萵筍、萵菜、千金菜等。是菊科一二年生草本植物的一個變種，原產地中海沿岸及亞洲西部，隋代由呫國（今阿富汗）傳入中國，故名萵苣。**中醫認為，萵苣氣味苦冷，有利五臟、通經脈、堅筋骨、白牙齒、明耳目、利小便的功效，能促進兒童長牙換牙和骨骼發育。**

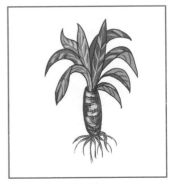

萵苣

現代醫學研究證實，萵苣的含鉀量比較高，有利於促進排尿，減少對心房的壓力，對高血壓和心臟病患者極為有益。每100克萵苣中含碘8微克，這種微量元素對於人的基礎代謝、心智和體格發育甚至情緒的調節都有重大作用，也能產生防治血管硬化的作用。

## 推薦食譜

### 萵苣子甘草粥

【原料】萵苣子15克，甘草10克，白米50克。

【作法】將萵苣子搗碎，與甘草同煎，去渣留汁。將米放入同煮成稀粥即可。空腹服用，連用3天。

【功效】補脾胃，順腸道，通乳汁。主治二便不利，產後體虛乳汁不通。

### 涼拌萵苣

【原料】嫩萵筍尖400克，芝麻醬20克，辣椒油20CC，甜醬5克，熟芝麻末2克，花椒醬1克，低納鹽、白糖各適量。

【作法】取萵筍的嫩尖部分，去葉和皮，洗淨，先切成5公分長的段，再切成細條，加低納鹽（5克）拌勻，醃漬2小時，除掉澀味。將醃過的筍尖用清水洗淨，瀝乾水分，放入大碗

內。再把辣椒油、白糖、低納鹽、甜醬、花椒醬、芝麻末、芝麻醬一起混合成汁，澆在萵筍尖上，拌勻即成。

【功效】活血消腫，補肝健胃。

### 粉條拌萵苣

【原料】萵苣500克，粉條100克，低納鹽、醬油、醋、蒜泥、香油各適量。

【作法】將粉條用涼水泡嫩，入鍋煮熟，撈出瀝水；萵苣洗淨切碎，置沸水中汆2分鐘，撈起，擠去多餘水分。把粉條、萵苣一同放入盤內，加低納鹽、醋、醬油、香油、蒜泥各適量，拌勻即可。

【功效】清熱解渴，養肝健胃。適用於高血壓、慢性腎炎和糖尿病。

## 海帶，潤腸通便，消炎軟堅

中醫認為，海帶有潤腸通便、清熱解毒、消炎軟堅、養陰潤膚之效，可用來治療熱毒蘊結引起的便祕、各種瘡瘍和炎症感染。特別強調的是，菠菜治療結節性、囊腫性青春痘、痤瘡效果極佳。大家都知道，長青春痘、痤瘡的原因大多是內熱蘊結，而《本草綱目》中說海帶「治水病癭瘤，功同海藻，昆布下氣，久服瘦人」，因此，痘痘一族特別適合常吃海帶。

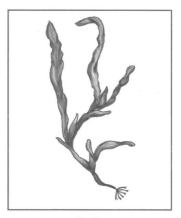

**海帶**

現代醫學研究證實，與菠菜、油菜相比，海帶除含維生素C外，其蛋白質、糖、鈣、鐵的含量均高出幾倍至幾十倍。海帶中還含有大量多不飽和脂肪酸能使血液的黏度降低，減少血管硬化，常吃能夠預防心血管方面的疾病。

## 推薦食譜

### 海帶冬瓜湯

【原料】海帶30克，冬瓜100克，花生50克，豬瘦肉50克，鹽適量。

【作法】將海帶、冬瓜、花生、豬瘦肉共燉湯，加鹽少量調味。

【功效】利尿潛陽，潤腸通便。適用於便祕、糖尿病、高血壓、高血脂症者。

### 海參紫菜湯

【原料】水發海參100克，冬筍片50克，紫菜25克，熟火腿末10克，天花粉10克。

【作法】將天花粉洗淨，切片，曬乾或烘乾，研成極細末備用。水發海參切片。冬筍片切碎。將紫菜擇淨後用清水漂一下，瀝水後放入大碗內。鍋置火上，加植物油燒熱，放入蔥花、薑末煸香。倒入湯汁（或雞湯），加海參片、冬筍碎末，烹入黃酒，先用大火燒沸，加天花粉細末，拌勻，改用小火燉至海參酥爛，倒入紫菜。再燉煮至沸，加低納鹽、五香粉拌勻，用太白粉勾薄炔，倒入熟火腿末，煮沸後淋入麻油即成。

【功效】滋陰補虛，潤腸通便，降血糖。適用於胃脘疼痛、喜溫喜按、得溫或按之痛減、面色萎黃、口淡流涎等症。

### 海帶排骨湯

【原料】豬排骨300克，海帶100克，蔥2根，生薑1塊，低納鹽5克，黃酒10CC，麻油適量。

【作法】海帶用溫水泡發，洗淨後，切成菱形片，生薑拍鬆，蔥打結。豬排順脊骨切開，斬段，放入開水鍋中出水，洗淨。取鍋，放入清水1000CC，投入排骨、生薑、蔥結、黃酒，上旺火燒沸後，撇去浮沫，用溫火燜燒約20分鐘，放入海帶，加低納鹽調味，再燒沸10分鐘，撈出蔥結、生薑，起鍋倒入湯碗中，淋上麻油即成。

【功效】潤腸通便，祛風止癢。適用於腸燥便祕、皮膚瘙癢症、糖尿病伴高血脂症。

# 莧菜，補氣除熱，通利小便

民間廣泛流傳「六月莧，當雞蛋，七月莧，金不換」，莧菜如此高的地位來源於它的養生功效。中醫認為，莧菜味甘涼，長於清利濕熱，具有解毒清熱、補血止血、抗菌止瀉、消炎消腫、通利小便等功效。《本草綱目》中明確記載，莧菜「甘、冷利、無毒」，具有「補氣除熱，利在小腸，治初痢」等功效。民間常用莧菜炒食治療大便祕結乾燥，對於習慣

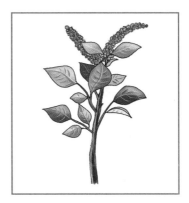

莧菜

性便祕，則多用莧菜煮粥服食。莧菜還能清肝解毒、涼血散瘀，對於濕熱所致的赤白痢疾及肝火上炎所致的目赤目痛、咽喉紅腫不利等，均有一定的輔助治療作用。

現代醫學研究證實，莧菜中富含豐富的鐵、鈣和維生素K，具有促進凝血、增加血紅蛋白含量並提高攜氧能力、促進造血等功能。常食莧菜可以促進排毒、減肥輕身、益精明目，令臉色紅潤，皮膚順滑，是非常適合女性美容養顏的蔬菜。

## 推薦食譜

### 上湯莧菜

【原料】莧菜200克，皮蛋1個，鹹鴨蛋1個，青椒1/2個，蒜4瓣，薑2片，高湯150CC，鹽、胡椒粉各適量。

【作法】先燒一鍋開水，將莧菜放入燙一下撈出；將皮蛋、鹹鴨蛋切成小丁，然後倒入已經燒熱的油鍋中，翻炒片刻取出，再倒入準備好的高湯，湯沸後，倒入已經洗淨切丁的彩椒，下薑片，放莧菜，拌勻後煮開，調入鹽和胡椒粉，最後撒上蒜末即可。

【功效】補氣除熱，通利小便。對於夏季出現的大便泄瀉、頭暈身倦、胸悶腹脹、食欲不振等不適症狀有很好的療效。

### 莧菜粥

【原料】莧菜150克，白米100克，少量鹽。

【作法】莧菜去根，洗淨，切細；將白米放入鍋中，加水適量熬煮。粥快熟時，加入莧菜，加鹽調味食用。

【功效】潤腸通便，清熱止痢。適用於暑熱所致的便祕、腸炎、急性細菌性痢疾。

### 涼拌莧菜

【原料】莧菜300克、核桃仁100克，蒜末、鹽、醋、香油各適量。

【作法】將莧菜去根，洗淨；核桃仁洗淨，放入冷水中浸泡片刻。在鍋中倒入適量冷水，燒沸後放入莧菜，汆熟撈出。把莧菜裝盤，加入蒜末、鹽、醋、香油等拌勻，核桃仁掰碎放入即可。

【功效】清熱祛火，潤腸通便。適用於燥熱便祕、胃納不佳、脘腹痞滿。

# 第四章

# 經絡為奇藥，手到病能除

· · · · · · · · · · · · · · · · · · · · · · · · · · · ·

　　如果說中醫是傳統文化中的國粹，那經絡和穴位堪稱人體的金礦，渴望健康長壽的人們一直在精心研究。對於注重脾胃養生，尤其是脾胃有疾的人們來說，掌握一些運用經絡、穴位來自我保健和預防疾病的方法，就等於有了個隨身攜帶的「保健醫生」，既方便又省時省錢。而脾經和胃經就是護養我們脾胃的福田。

# 第一節
# 養好脾經，讓生命之樹常青

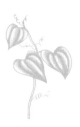

　　脾氣旺盛的人，面色紅潤，肌肉豐滿，中氣十足，精力充沛。尤其是它的統血功能對於女性來說，更是無上的健康守護神，是值得所有人用一生關注的統血大經。一旦脾的運化功能失常，反映到身體上就會出現面部發黃、身體乏力、腹脹、胃疼、噁心嘔吐等症狀。而與脾臟關係最為密切的當屬足太陰脾經了，因此，脾經之疾，當從脾經上著手解決。

## 敲脾經，身體裡的脾病「小藥房」

　　【循行路線】足太陰脾經是從小腳趾末端開始，沿大腳趾內側腳背與腳掌的分界線，經核骨，向上沿內踝前邊，上至小腿內側；然後沿小腿內伸的骨頭，與肝經相交，在肝經之前循行，上膝股內側前方，進入腹部，再通過腹部與胸部的間隔，夾食道旁，連舌根，散佈舌下。其支脈從胃部分出，向上通過橫膈，於任脈的膻中穴處注入心中，與手少陰心經相接。

　　【臨床表現】本經屬脾，絡胃，與心、肺等有直接聯繫。該經病症主要表現為食欲不振、胃脘痛、嘔吐、腹脹、噯氣、舌痛、舌根強直、黃疸、水腫、身重乏力、活動不利、大便溏薄或泄瀉、股膝內腫脹厥冷、足大趾麻木等。

　　【俞穴主治】本經一側21穴（左右兩側共42穴），其中11穴分布於下肢內側面的前端，10穴分布於側胸腹部。首穴隱白，末穴大包。主治脾、胃、婦科、前陰病等消化系統病症、泌尿生殖系統病症以及本經脈所經過部位之病症。

**溫馨提醒**

　　上午9～11時是脾經氣血最活躍的時期，每天這個時候疏通脾經可以有效地平衡陰陽，使脾胃氣血調和順暢，腹脹、消化不良、食欲不振等現象就會慢慢消失。

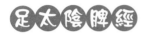

# 足太陰脾經

　　上午9～11時是脾經氣血最活躍的時期，每天這個時候疏通脾經可以很好地平衡陰陽，使脾胃氣血調和順暢，腹脹、消化不良、食慾不振等現象就會慢慢消失。

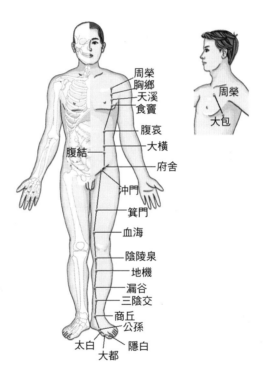

## 足太陰脾經穴位

　　隱白|大都|太白|公孫|商丘|三陰交|漏谷|地機|陰陵泉|血海|箕門|沖門|府舍|腹結|大橫|腹哀|食竇|天溪|胸鄉|周榮|大包

## 公孫穴，消除脾胃疾患的第一大穴

公孫穴是脾經的絡穴，屬脾臟，聯絡胃腑，又和位於胸腹部的沖脈直接相通，所以它有兼治脾胃與胸腹部各種疾患的作用。中醫認為，此穴能健脾開胃，主治食慾不振、消化不良、胃痛腹痛、嘔吐泄瀉等胃腸疾病，配中脘、內關可治療胃酸過多、胃痛。同時，它又是八脈交會穴之一，通於沖脈，能治療女性痛經、月經過多、面色萎黃之症。

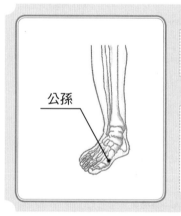

公孫

【精確定位】在足內側緣，當第一蹠骨基底部的前下方。

【簡易取穴】公孫穴的位置不是很好找，一般把公孫穴看作一個區域，在腳拇指跟後，有一塊很大的腳掌骨，在腳內側沿著這個骨頭按壓，壓到最有痠脹或痠痛感覺的那一點，就是公孫穴了。

【經絡調治】用中指指腹向內按壓該穴，如果嫌力道不夠，可以用一隻腳的腳跟去踩或者頂這個位置，有痠脹感即成。每天早晚各按1次，每次2～3分鐘。長期持續按摩此穴，有健脾益胃、通調沖脈、消除痞疾之功。

## 三陰交，調胃病、治婦科病的首選穴

三陰，足三陰經也；交，交會也。該穴名意指脾經提供的濕熱之氣，有肝經提供的水濕風氣，有腎經提供的寒冷之氣，三條陰經氣血交會於此，故名。三陰交還有「女三里」之稱，只要

是婦科病，刺激此穴皆有輔助療效，因此有人說它是婦科病的萬丹。經常按揉三陰交穴，還可以調補人體脾、肝、腎三臟，健脾益氣，柔肝養血、益腎固本，治療腸鳴腹脹，泄瀉，遺精，陽痿，遺尿，疝氣，失眠，下肢痿痹，腳氣等症。

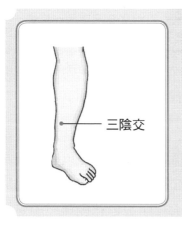

三陰交

【精確定位】在小腿內側，當足內踝尖上3寸，脛骨內側緣後方。

【簡易取穴】三陰交穴非常好找，它位於脾經、腎經、肝經三條經絡相交之處。只要把手四指併攏，小指下緣靠內踝尖上，食指上緣所在水準線與脛骨後緣交點，即是三陰交穴。

【經絡調治】很多脾虛的症狀如夜裡睡覺流口水，舌頭兩邊有齒痕，吃完東西腹脹，消化不良，女性崩漏，月經淋漓不盡，都是脾的運化能力差造成的。若能在每天工作間隙，或上下班的時候，找機會用拇指指尖垂直接壓三陰交穴1～3分鐘，就相當於在人體當中注入了一劑「心靈清新劑」，有助於消除脾胃不適，使整個人都變得容光煥發起來。嫌按摩麻煩的朋友，也可以透過艾灸的方式來刺激三陰交，同樣也可收到很好的保健效果。但應注意的是，經期、孕期禁按此穴。

## 太白穴，脾虛之人的福報穴

從五行來看，脾屬土，所以脾經又稱土經，而太白穴也屬土。按揉或者艾灸此穴，能治各種原因引起的脾虛如先天脾虛、肝旺脾虛、心脾兩虛、脾肺氣虛、病後脾虛等症。亦可以補後天之本，增強體質。另外，按揉太白穴還可以調節血糖，治糖尿病。

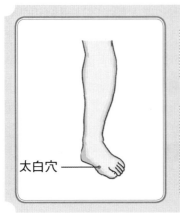

太白穴 ——

【精確定位】在足內側緣，當足大趾本節（第1蹠骨關節）後下方赤白肉際凹陷處。

【簡易取穴】將一隻腳擱在另一條腿上，我們就會看到腳部中心有一條橢圓形的弧線，這就是足弓。這個弧線的起始點，就是太白穴所在的位置。

【經絡調治】揉太白穴有個方法，就是用大拇指的內側觸壓它，這樣健脾的效果才好。每天按揉10分鐘左右，以有痛感為宜，每日1～3次。有增進食欲、理氣和胃的良好功效。此外，採用艾炷灸1～3壯；或艾條灸3～5分鐘，也能到很好的輔助治療作用。

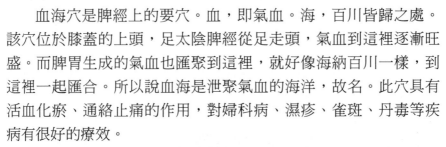

## 血海穴，滋陰養血又健脾化濕

血海穴是脾經上的要穴。血，即氣血。海，百川皆歸之處。該穴位於膝蓋的上頭，足太陰脾經從足走頭，氣血到這裡逐漸旺盛。而脾胃生成的氣血也匯聚到這裡，就好像海納百川一樣，到這裡一起匯合。所以說血海是泄聚氣血的海洋，故名。此穴具有活血化瘀、通絡止痛的作用，對婦科病、濕疹、雀斑、丹毒等疾病有很好的療效。

【經絡調治】每天早晚閒暇時間，用拇指指尖按揉血海穴3～5分鐘，可產生調經統血、健脾化濕、通經活絡的功效，能夠治療各種與血有關的病症，如月經不調、痛經等。長期持續按揉，可使女人肌膚細膩，氣血充盈。

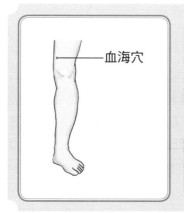

血海穴

【精確定位】 屈膝，在大腿內側，髕底內側端上2寸，當股四頭肌內側頭的隆起處。或以左手掌心按於患者右膝髕骨上緣，二至五指向上伸直，拇指約呈45度斜置，拇指尖下是穴。

【簡易取穴】 屈膝90度角，將手掌伏於膝蓋上，拇指與其他四指約成45度角，拇指尖處即是血海穴。

## 漏谷穴，健脾和胃又利水除濕

　　漏谷穴是脾經上的穴位。漏，漏落也；谷，即「穀」，五穀、細小之物也。漏穀就是有穀子漏出來之意，也就是食物進入胃裡後，還沒有消化好呢，就從身體裡排出去，直接「漏」出去了。中醫將這種情況稱之為「完穀不化」，故名。常按揉此穴，有健脾和胃、利水除濕、通經活絡的功效，對腹脹、腹痛、水腫、腸鳴、小便不利、腰腿疼痛、前列腺等病有很好治療作用。

　　【經絡調治】每天閒暇時間，用拇指指尖垂直按壓漏谷穴10分鐘左右，對於治療消化不良、食欲不振有很好的療效。

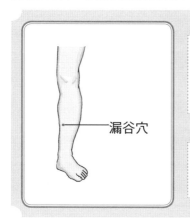

漏谷穴

【精確定位】 在小腿內側，當內踝尖與陰陵泉的連線上，距內踝尖6寸，脛骨內側緣後方。

【簡易取穴】 取正坐或仰臥位，脛骨內側緣，將四指併攏，於內踝尖直上量8橫指處，即是漏谷穴。

# 大橫穴，增強內臟活力的不老穴

大橫穴是脾經上的穴位。大，穴內氣血作用的區域範圍大也；橫，穴內氣血運動的方式為橫向傳輸也，風也。該穴名意指腹結穴傳來的水濕雲氣，至本穴後因受脾部外散之熱，水濕雲氣脹散而橫向傳輸，故名。此穴溫中、健脾、理腸的功效，主治腹脹、痢疾、泄瀉、便祕、營養過剩引起的腰腹肥胖等。

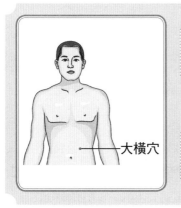

大橫穴

【精確定位】在腹中部，距臍中4寸。

【簡易取穴】五指併攏，小指貼於肚臍，水平旁開5橫指處，即是大橫穴。

【經絡調治】每天閒暇時間，按摩大橫穴10分鐘左右，可以促進腸胃消化，防治因營養過剩引起的腰腹肥胖。也可以將自己兩掌平放於中腹，兩中指正對於臍中，稍加用力後順時針方向揉動，令腹內有熱感為佳。

# 第二節
## 打通胃經，一生皆有福報

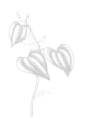

　　胃是氣血生成的地方，而氣血是人體能量最基本的保障，所以才有「氣血生化之源」之說。不論是治療疾病，還是保健養生，胃經都是首當其衝不可忽略的。因此，想養顏，想健康，想長壽，想通體康泰，都不要忘了打通胃經，不要忘了胃經上的大穴。

### 敲胃經，不花錢的健脾開胃方

　　【循行路線】足陽明胃經起於鼻翼兩側（迎香穴），上行至鼻根部，旁行入眼內角會足太陽膀胱經（睛明穴），向下沿鼻的外側（承泣、四白），進入上齒齦內，復出繞過口角左右相交於頦唇溝（承漿穴），再向後沿著下頜出大迎穴，沿下頜角（頰車穴），上行耳前，經顴弓上行，沿著前髮際，到達前額（會神庭穴）。其支脈從大迎穴前方下行到人迎穴，沿喉嚨旁進入缺盆，向下透過橫膈，屬於胃（會任脈的上脘、中脘），絡於脾。【缺盆部直行脈】從缺盆下行，沿乳中線下行，夾臍兩旁（沿中線旁開二寸），至氣沖（又名氣街）穴。【胃下口分支】從胃下口幽門處附近分出，沿腹腔深層，下行至氣街穴，與來自缺盆的直行脈會合於氣沖（氣街穴）。再由此斜向下行到大腿前側（髀關穴）；沿下肢外側前緣，經過膝蓋，沿脛骨外側前緣下行至足背，進入第二足趾外側（厲兌穴）。【脛部分支】從膝下三寸足三里穴分出，下行至第三足趾外側端。足背分支：從足背（沖陽穴）分出，進入足大趾內側（隱白穴），與足太陰脾經相接。

【臨床表現】本經屬胃，絡脾，並與心和小腸有直接聯繫。該經病症主要有咽喉腫痛，鼻衄，齒痛，口眼歪斜，胸腹及下肢外側疼痛，足背痛，足中趾麻木，活動不利，胃脘痛，嘔吐，消穀善饑，腹脹滿，水腫，驚悸，發狂。

【俞穴主治】本經首穴承泣，末穴厲兌。一側45穴（左右兩側共90穴），其中15穴分布於下肢的前外側面，30穴在腹、胸部與頭面部。主治腸胃等消化系統、神經系統、呼吸系統、循環系統某些病症和咽喉、頭面、口、牙、鼻等器官病症以及本經脈所經過部位之病症。

## 足陽明胃經

早晨7～9點是胃經當令的時段。經脈氣血是從子時一陽初升，到卯時的時候陽氣開始變得旺盛，辰時，隨著太陽升起，天地出現一片陽的景象。而在這個時段吃早餐就像貴如雨的春油，人需要補充一些陰，食物就屬於陰。之前都是陽氣在運化，那麼這時候你吃食物就是對人體的補充。

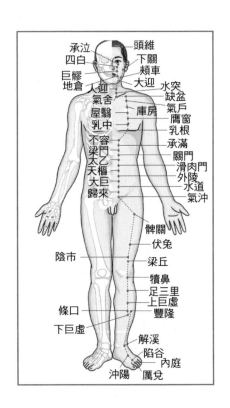

### 足陽明胃經

承泣|四白|巨髎|地倉|大迎|頰車|下關|頭維|人迎|水突|氣舍|缺盆|氣戶|庫房|屋翳|膺窗|乳中|乳根|不容|承滿|梁門|關門|太乙|滑肉門|天樞|外陵|大巨|水道|歸來|氣沖|髀關|伏兔|陰市|梁丘|犢鼻|足三里|上巨虛|條口|下巨虛|豐隆|解溪|沖陽|陷谷|內庭|厲兌

## 足三里，當仁不讓的第一保健穴

足三里是胃經的合穴，所謂「合穴」就是全身經脈流注會合的穴位，也是中醫經穴治療中涉及範圍最廣的穴位。足三里穴能補能瀉、可寒可熱，不僅能夠健脾和胃、益氣生血、疏通經絡、消積化滯，還可以瘦身減肥、祛風除濕，對循環、消化、呼吸、免疫等各系統疾病的恢復有積極作用，尤其是治療脾胃病，最為顯著。

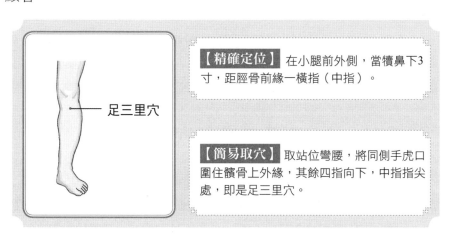

足三里穴

【精確定位】在小腿前外側，當犢鼻下3寸，距脛骨前緣一橫指（中指）。

【簡易取穴】取站位彎腰，將同側手虎口圍住髕骨上外緣，其餘四指向下，中指指尖處，即是足三里穴。

【經絡調治】每天閒暇之餘，用大拇指或中指在足三里穴處按壓，每次按壓5～10分鐘，每分鐘按壓15～20次，按壓力道以有針刺樣的痠脹、發熱感為宜。長期持續按壓，可以使脾胃功能得到改善，使人精神煥發、精力充沛。

## 內庭穴，瀉胃火療效好

內庭穴是足陽明胃經上的要穴。它內庭穴最顯著的一個特點就是瀉胃火。凡是胃火大引起的頭疼、面部痤瘡、咽喉痛、鼻出血、口臭、胃酸、便祕等都可以透過按揉內庭得以緩解。

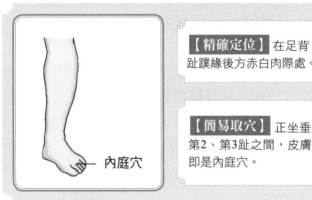

【精確定位】在足背，第2、第3趾間，趾蹼緣後方赤白肉際處。

【簡易取穴】正坐垂足或仰臥位，足背第2、第3趾之間，皮膚顏色深淺交界處，即是內庭穴。

內庭穴

【經絡調治】平時經常用拇指指腹按壓此穴，每側2～3分鐘，稍用力按壓，以產生酸脹感為宜。持續按摩，祛胃火效果非常好。

## 梁丘穴，治療胃疼的急救穴

梁丘穴是足陽明胃經上的郄穴，它位於大腿前面膝蓋附近，屈膝的時候，膝蓋上面有一塊鼓起的地方，骨頭橫亙在中間就如同一道梁。而隆起的筋就好像小丘，好比是氣血積聚的丘陵，故名。此穴是治胃病的常用穴，擅長治療胃痛、胃酸過多、腹瀉、膝關節疼痛等症。

【經絡調治】如果突然胃痛或胃泛酸，這時可以趕緊揉一揉梁丘穴，按壓時，可用大拇指用力按壓此穴，每次持續3～5分

鐘，如此重複多次，胃痛或胃酸就會有所緩解。

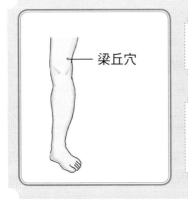

梁丘穴

【精確定位】屈膝，大腿前面，當髂前上棘與髕底外側端的連線上，髕底上2寸。

【簡易取穴】取站位，將下肢用力蹬直，膝蓋骨的外側會出現細長肌肉的凹陷，朝著大腿用力壓這個凹陷的上方看看，會有震動感，此處就是梁丘穴。

## 天樞穴，便祕、腹瀉雙向調節

天樞穴又名天樞星。該穴之名意指太乙穴、滑肉門穴二穴傳來的風之餘氣以及由氣沖穴與外陵穴間各穴傳來的水濕之氣相交本穴後，因其氣血飽滿，除胃經外無其他出路，因此上走向更高的天部輸送，故名。此穴既是足陽明胃經的要穴，又是大腸經的募穴，是陽明脈氣所發之處，具有健脾和胃、通調腸腑的功效，對消化不良、噁心、胃脹、腹瀉、便祕、月經不調等症有很好的調治效果。

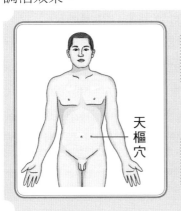

天樞穴

【精確定位】肚臍兩旁，距離肚臍2寸，是上下腹的分界，處於人體的中間地帶。

【簡易取穴】取仰臥位，肚臍旁開3橫指，用手指按壓時有痠脹感，此處即為天樞穴。

【經絡調治】要想治療便祕，應用整個手掌按順時針方向摩天樞穴周圍，還可以用兩個拇指點按天樞穴，尤其是左邊的天樞穴，因為左邊可以幫助腸子蠕動，促進排便。如果是腹泄，應用艾灸的方法，因為腹瀉屬於寒性，所以我們要用灸法。《勝玉歌》中明確地說：「腸鳴時大便腹瀉，臍旁兩寸灸天樞。」

## 豐隆穴，減肥消脂的大穴

豐隆穴為足陽明胃經的絡穴。豐隆，象聲詞，為轟隆之假借詞。該穴名意指條口穴、上巨虛穴、下巨虛穴傳來的水濕雲氣，至本穴後，水濕雲氣化雨而降，且降雨量大，如雷雨之轟隆有聲，故名。此穴有除痰濕、清經絡的功效，既能治療足太陰脾經的病症，如肥胖症、高血脂、便祕，又可治療手太陰肺經的病症，如咳嗽、痰多、支氣管哮喘等。

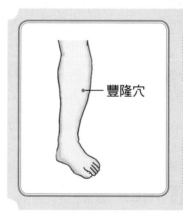

豐隆穴

【精確定位】在小腿前外側，當外踝尖上8寸，條口外，距脛骨前緣二橫指（中指）。

【簡易取穴】取坐位屈膝，先找到足三里穴，向下量6指凹陷處，即為豐隆穴。

【經絡調治】用大拇指略微按壓豐隆穴，按住5秒後鬆開，兩手交替互按3～5分鐘，以略感疼痛為基準。還可用拳頭輕輕敲打此穴，以皮膚會自然變紅為標準，每次5～10分鐘。長期持續按壓，女性會使身段變得苗條，男性可使啤酒肚消失。

## 上巨虛，治療腹泄的常用穴

　　上巨虛是足陽明胃經上的要穴。上，上部也；巨；範圍巨大也；虛，虛少也。該穴名意指足三里穴傳來的氣化之氣，因其氣水濕較多而滯重，至本穴後所處為較低的天部層次，天之上部的氣血相對處於空虛之狀，故名。此穴能夠調和腸胃、行氣化瘀，在治療脾胃病方面具有獨特作用。可用於治療消化不良、腸鳴、腹痛、泄瀉、便祕、闌尾炎、下肢痿痺、腳氣等症。

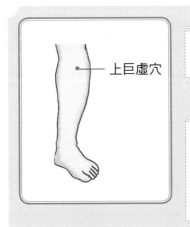

上巨虛穴

【精確定位】在小腿前外側，當犢鼻下6寸，距脛骨前緣一橫指（中指）。

【簡易取穴】上巨虛在足三里的下面，不容易找準位，簡便的方法就是將手握成拳頭，中間突起的四個關節並排在一起從膝蓋一直往下推，推到腳踝處，可以同時刺激胃經上的很多穴位，對於治療腹泄等胃腸疾病很有效。

　　【經絡調治】對於平時因飲食失節所致的腹泄、便祕患者來說，經常按上面的方法按摩一下上巨虛及其它穴位，每次按揉10分鐘左右，對於緩解症狀很有幫助。

# 第五章

# 以動為綱，舉手投足間善養脾胃

. . . . . . . . . . . . . . . . . . . . . . . . . . . . .

　　俗話說：「生命在於運動」，可是現代人由於競爭激烈，生活壓力大，整天忙於事業，實在是太缺乏運動了。運動缺乏使得我們的脾胃運化失常、人體不能正常吸收營養，於是脾胃病、肥胖症、糖尿病等找上門來，我們的身體怎能健康？其實，只要你下定決心，堅持不懈，諸多不適病症都可以透過運動得以緩解或根除。

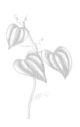

# 第一節
## 要想脾胃好，運動健身不可少

提到養脾胃，很多人就像是招待一位遠方的貴客一樣，總覺得需要「盛情款待」一番，處處花錢買補品。事實上，遠不需要如此，只要適度地運動，就能有益健康。正如名醫華佗所說：「動搖則穀氣得消，血脈流通，病不得生。」而且，運動養脾胃，講究的不是速度快了多少，也不是肌肉增強了幾分，而是改善「亞健康」狀態，使自己更加健康、更加快樂。

### 慢運動，脾胃健康的重要基石

一說到運動，我們大多數人幾乎本能地都把它和速度、刺激等等激烈、奔放的字眼聯繫到一起，腦海中會馬上浮現出運動比賽場上瘋狂的追逐、大汗淋漓的奔跑等場面。其中，「更快、更高、更強」只適合比賽場上的運動健將，但不適合普通人，更不適合脾胃病患者。因為一般人而言，享受的是整個健身過程，而不是為了奪冠。

我有一個不錯的朋友，有一次來我家串門，閒談中，他說他這幾年一直食欲不振，吃完飯後總是燒心（胃食道逆流）、胃酸，多次檢查總是給點健胃消食片，說沒有什麼大礙。但這件事總讓他感覺不放心，有時候做夢都夢見自己得了胃癌，還不時地失眠，精神也不太好。他問我有沒有什麼法子可以調理一下。經過詢問病史，我才知道，他是一個做文字工作的自由撰稿人，性格比較沉穩，喜歡安靜，不喜歡運動，很多時候在電腦前邊一坐就是十來個小時，就是吃飯也坐在電腦桌旁，一邊工作，一邊

吃，簡直到了廢寢忘食的地步。他不挑食，什麼飯都能吃，就是吃過後胃酸，讓他感到不適。經過診斷後，我斷定他的病就是由於缺乏運動引起的，於是我建議他每天飯後散步半個小時試試，看有沒有效果，結果不到一週的時間，他打電話說：「唉，都是我的無知鑄成了幾年來的身體不適，看來我的病就是缺乏運動引起的。現在好了，能吃能喝，也不感到胃酸了，多虧你老兄的幫忙了。」

是啊，有時候，人的疾病就在於自己的無知，因此，適當掌握一些養生的基本常識，對我們的幸福、快樂的人生是大有好處的。

世界衛生組織提出現代健康的四大基石是「合理膳食、適量運動、戒菸限酒、心理平衡。」其中「適量運動」被列為健康的第二大基石，說明運動對健康是非常重要的因素，因為生命在於運動，健康來自運動。但運動要講究運動的方式，同時，還要跟自己的體質相配合。打個比方說，健康是水，身體就像一個蓄積健康的「水庫」，那麼，適度運動可以幫助「水庫」累積健康，而過激的運動則會衝擊「堤壩」，讓健康之水所剩無幾，甚至殆盡。

## 注意細節，健脾養胃離不了

擁有健康的體魄，遠離疾病的侵擾，是每個人的最大願望。然而，與那些必須做的事情相比，健康細節最容易被人們所忽略。因此，關注健康細節，良好的習慣可以使你身體健康，全家幸福；而忽略健康細節，微小的惡習則可以讓你久病纏身，甚至於危在旦夕。可見，細節決定健康，細節決定長壽！對於我們的脾胃養生來講，關注細節，在生活細節上好好地、細緻地經營我們的健康，同樣是不可缺少的。

我曾遇到過這樣一位患者，他患有慢性胃炎，他說他聽從醫

生的囑咐，每天早上五點半就起床跑步，直到跑得大汗淋漓才停止，他說他從來不敢怠慢，簡直是風雨無阻。但事與願違，他的病情不但沒有好轉，反而越來越嚴重，怎麼回事？他百思不得其解。顯然，他的病情惡化是由於運動不當造成的。慢性胃炎不能進行劇烈運動，而且進行戶外體能鍛鍊時要注意保暖，尤其是冬天。他沒有把握好運動的度，也沒有掌握好運動的細節，所以使病情惡化。

對於脾胃病患者而言，在平時的運動健身過程中，應注意以下幾點：

第一，脾胃病患者飯前不宜進行劇烈運動，胃下垂患者應在飯後兩小時才開始運動。而且，胃下垂患者在進行全面的健身運動時，還特別要注意加強腰腹肌力量的練習及提肛運動，學會腹式呼吸法。

第二，急性腸胃炎、胃出血、腹部疼痛、消化性潰瘍患者有穿孔、出血或癌變可能時，不宜進行運動鍛鍊，待病情好轉後，再進行適量運動。有明顯幽門梗阻時，也不宜進行運動治療。潰瘍處於活動期的患者，要避免或減少腹部運動，以免增加出血或穿孔的可能。如果伴有嚴重器官功能衰竭時，也不宜採用運動治療。

第三，脾胃病患者在剛開始進行運動鍛鍊時，運動量應控制在小強度以內，運動時脈搏控制在100次／分鐘左右，隨著病情好轉，可適當加大運動量。每天運動的時間最好是20～40分鐘。每天運動時，可以靈活掌握，不刻意固定時間，但一定要有恆心，持續不懈。運動時要選擇氧氣充足、空氣清新的地方；運動前一定要熱身，活動一下四肢，逐漸進入運動狀態；由於運動中出汗會大量損耗體內液體，從而使力量、速度、耐力及心臟的輸出能力都有所減弱，故在運動前1～2小時、運動中及運動後都要飲用適當的淨水，不要等到口渴時才渴水。在進行戶外運動時，要注意氣候的變化，隨身攜帶衣物及時增減，避免受涼感冒。

第四，脾胃病患者要注意全身運動與局部運動相配合，才能取得較好的康復保健作用。一般以全身運動為主，同時注意配合一些適當的按摩治療，對症狀改善可有一定幫助，對改善脾胃的血液循環也有一定作用，並且可以促進潰瘍的癒合。

第五，持之以恆，長期保持運動習慣。運動療法對消化性潰瘍的康復保健具有一定的作用，但保健非一日之功，只有長期持續，才能取得預期的效果。因為機體的神經系統、內臟器官及肢體功能的完善、身體體質的增強，是要透過多次適當運動量的刺激和強化才能獲得的。

另外，如果條件允許的話，可根據運動的項目來選擇合適的背景音樂來陪伴你進行運動。美國馬里蘭州立大學的一項課題研究證實，音樂是運動過程中最有力的驅動工具。在運動過程中如果有音樂伴奏，會增加運動的頻度，能延長每次運動的時間，並可加大練習的強度。此外，聽音樂的同時還可體會運動過程中自我陶醉的樂趣，使你獲得更好的運動效果。這是因為美妙的旋律會一直縈繞在你的腦海中，驅動你的身體舞動，隨著美妙的音樂，達到最理想的效果。

## 為防意外，謹遵十大「忌律」

很多脾胃病朋友認為，「運動並不複雜，我們又不和專業運動員比拚，那些大眾健身的項目一看就會！」如果抱著這種想法進行運動鍛鍊的話，往往會讓鍛鍊者走入一些運動的盲點。有效的運動可不是件簡單的事情！下面，我們將從運動前、運動中到運動後，帶您避開關於運動常見的觀念和行動上的錯誤，讓我們遵循運動健身的客觀規律，充分領略科學健身帶給我們的樂趣和幸福吧！

### 第一：忌餓著肚子運動

很多早晨起床或下班後運動的人會空腹運動，餓著肚子做運動無異於開著一輛沒有油的坦克，你的身體需要能量來維持運轉。一些健康輕食，如燕麥粥或香蕉，可以很容易就消化掉，並提供你接下來運動所需的額外能量。早晨運動時尤其不要空腹，因為經過一夜，你的胃已經空了，熱量已經消耗完了，你需要給身體加些「燃料」了。

### 第二：忌邊看書邊做運動

有些人常常一邊蹬著運動腳踏車一邊翻看雜誌，覺得這樣能得到全面放鬆。要知道，一心不可二用，看雜誌就意味著你沒法同時關注你在進行的運動。如果非要做點別的，好讓運動不那麼枯燥，那可以聽聽音樂，因為它不像閱讀那麼需要集中注意力。

### 第三：忌運動到大汗淋漓

許多人喜歡運動的時候出一身汗，似乎只有大汗淋漓才感覺得到充分鍛鍊，但其實什麼效果也沒有，只會讓你運動過量，失去很多水分，從而導致抽筋、缺水和其他一些運動傷害。所以，運動中一旦出汗，應及時補充水分並適當調整強度，休息幾分鐘並喝上兩口水。

### 第四：忌只選擇一種運動

很多人喜歡只做一種運動，如跑步或者騎固定腳踏車，認為只要長期持續做就有明顯效果。其實，全面體能鍛鍊需要幾種運動搭配進行。如散步、慢跑、打球、仰臥起坐等可交替進行。

### 第五：忌劇烈運動中立即停止

劇烈運動時，人的心跳會加快，肌肉、微血管擴張，血液流動加快，同時肌肉有節律性地收縮會擠壓小靜脈，促使血液很快地流回心臟。此時如果立即停下來休息，肌肉的節律性收縮也會停止，原先流進肌肉的大量血液就不能透過肌肉收縮流回心臟，外周血液增多，造成血壓降低，會出現腦部暫時性缺血，從而引發心慌氣短、頭暈眼花、面色蒼白，甚至休克昏倒等症狀。

### 第六：忌劇烈運動後馬上洗浴

劇烈運動後，人體為保持體溫的恆定，皮膚表面血管擴張，汗孔張大，排汗增多，以方便散熱，此時如洗冷水浴會因突然刺激，使血管立即收縮，血液循環阻力加大，同時機體抵抗力降低，人就容易生病。而如洗熱水澡則會繼續增加皮膚內的血液流量，血液過多地流進肌肉和皮膚中，導致心臟和大腦供血不足，輕者頭昏眼花，重者虛脫休克，還容易誘發其他慢性疾病。

### 第七：忌急於求成的心態

很多脾胃病患者希望透過短時間的運動收到明顯的效果，這是不現實的。想透過運動達到康復的目的，必須樹立「循序漸進」的恆心。不要急於求成，否則運動過度，容易發生傷害事故；也不要三天打魚，兩天曬網，否則會因鍛鍊效果不大而失去信心。只有持續且把握循序漸進、持之以恆的鍛鍊原則，才會獲得滿意的健身效果。

### 第八：忌不進行熱身運動

著名的體育教訓皮拉里拉說，沒有熱身運動，就等於在氧氣和血液還沒達到肌肉的時候，就要求你的身體突然運動。這樣會

增加身體受傷危險。在心肺功能訓練中，讓心率猛然提高，這也是非常危險的。因此在正式鍛鍊之前，應該花5～10分鐘做一些簡單的熱身運動，使身體裡外都「熱」起來。

## 第九：忌不進行緩和運動

運動健身結束的時候，不宜戛然而止。緩和運動可以使肌肉疼痛危險大大降低。原因是緩和運動可以對身體內的乳酸產生「沖刷」作用。專家建議：運動結束前，最好依據個人身體狀況，花上5～10分鐘做慢速簡單運動，讓心率慢慢恢復正常。

還有一種情況是，如果你平時不鍛鍊，而每逢週末瘋狂運動兩天的話，那麼你的目標將永遠不能實現，而且每個週一都會感覺糟糕透頂。這種「一口吃成個胖子」的「集訓」會導致你的脾胃更加糟糕。

## 第十：忌運動後大量吃糖果

有的人在劇烈運動後覺得吃些甜食或含糖冷飲很舒服，就以為運動後多吃甜食有好處，其實運動後過多吃甜食會使體內的維生素$B_1$大量消耗，缺乏維生素$B_1$，人就會感到倦怠、食欲不振等，影響肌酸的排除，延長機體恢復的時間。因為維生素$B_1$不僅參與糖的代謝，還能幫助肝臟分解肌酸，使之迅速排出體外。因此，劇烈運動後最好多吃一些含維生素$B_1$的食品，如粗雜糧、蔬菜、肝、蛋等。

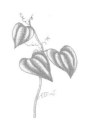

# 第二節
# 健康脾胃，小動作有大健康

　　生命在於運動。適當的運動可以促進消化，增進食欲，使氣血化源充足，精、氣、神旺盛，臟腑功能不衰。但如何運動則大有學問。戶外多慢跑，脾胃不衰老；沒事常散步，不用進藥舖；常做叩齒與咽津，常練太極，「慢調細理」養脾胃；人人都練八段錦，調理脾胃需單舉；優美的舞姿，紓筋活絡又健脾胃。

## 慢跑，慢動作中有大療效

　　有個年輕人講了這樣一件他親身經歷的事，他說他上國三的時候，經常肚子痛，後來到醫院做胃鏡檢查，醫生告訴他，他得的是胃潰瘍，而且非常嚴重，要做胃切除手術。父母看著孩子小小年齡就做胃切除手術，感到很不忍心，就又帶他去了多家醫院診斷。幸運的是有一位老中醫告訴他們，他的胃病是：只顧讀書，沒有注意適當的健身，造成腸胃功能減弱，久而久之，胃的功能降低，胃酸過多，腐蝕胃壁，導致胃潰瘍。這位老中醫給他開的處方很簡單：開了一副普

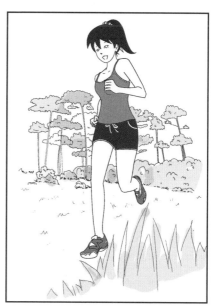

進行慢跑鍛鍊前，應先做好準備活動，這樣在慢跑中才能保持身心機能的諧調。

通的治療胃病的中藥，可以吃一個月。再加一句話：「讓你孩子經常到戶外運動運動。」那位老中醫最後補充了一句：「我的處方沒病也可服用，你可自行斟酌。」他後來遵從了這位老醫生的治療方案，開始持續每天慢跑，再吃醫生開具的普通中藥，半個月後胃就不疼了，一個月後，便不再吃藥；三個月後再到醫院復查時，檢查結果：胃已康復。從這個事例我們可以看出，慢跑確實是一種不錯的治病、健身方法。

那麼，什麼是慢跑呢？

慢跑又稱健身跑、放鬆跑，就是輕鬆步調的跑步，簡便易行，無需任何體育器材。醫學權威認為，慢跑是鍛鍊心臟和全身的好方法。慢跑時的供氧量比靜止時多8～10倍，能使心臟和血管得到良好刺激，可有效地增強心肺功能和耐力。慢跑還可消除或改善脾胃病患者的頭暈、頭痛、失眠等症狀。透過適當的慢跑，可增強腿力，對全身肌肉，尤其對下肢的關節、肌肉有明顯的鍛鍊效果。因此，慢跑療法應是脾胃病患者常用的祛病保健方法之一。

進行慢跑鍛鍊前，應先做好準備活動，這樣在慢跑中才能保證機體各器官功能協調。準備活動因人而異，跑前可先走一段，做做深呼吸，活動一下關節，然後逐漸過渡到慢跑；也可做做徒手操，打打太極拳，喚醒全身的運動細胞再進行慢跑。

慢跑時全身肌肉要放鬆，兩手微握拳，上臂和前臂彎曲成近直角，兩臂自然前後擺動，上體略向前傾，盡量放鬆全身肌肉。兩腳落地要輕，前腳掌先著地，這樣做一方面可以得到足弓的緩衝，防止身體受到震動，以免出現頭暈、腹痛和腳跟疼痛；另一方面用前腳掌向後蹬地時產生的向上向前的反作用力，能加快跑步的速度。如果是泥土地或跑道，也可用全腳掌落地，這樣不易疲勞。原先缺少鍛鍊或體格較差的患者，開始可採取慢跑和走路交替的方法。如覺得累，可多走少跑；如跑後身輕舒適，可多跑少走，逐漸增加跑的距離，慢慢過渡到完全慢跑。原來有一定鍛

鍊基礎或體質較好的患者，也可一開始就進行慢跑鍛鍊。但跑的速度不宜過快，要保持均勻的速度，以主觀上不覺得難受、不喘粗氣、不面紅耳赤、可與同伴邊跑邊說話為宜。客觀上慢跑時每分鐘心率不超過180減去年齡數為準。

慢跑即將結束時，要逐漸減慢速度，使生理活動慢慢和緩下來，不可突然停止，因為經過較長時間的慢跑之後，人體內的血液循環加快，如果馬上靜止不動，四腳的血液不能很快循環到大腦和心臟，結果心臟和大腦就會出現暫時性缺氧，引起頭暈、噁心或嘔吐。因此，慢跑後一定要做好整理活動。如出汗較多，應及時擦乾，穿好衣服，適量飲水，休息20～30分鐘後再進行洗浴。

這裡為大家介紹一種慢跑與呼吸相配合的運動：慢跑時，深呼吸，即吸氣時想像宇宙中的真氣透過全身的毛孔被吸入體內，呼氣時，想像全身的病氣、濁氣、疲勞之氣透過毛孔射出去。呼吸要與跑步的速度相結合，不宜太快。這種運動方法有助於加強內分泌系統功能，進行全身性調理。做這種跑步鍛鍊時，舌尖應始終抵住上齒齦，口中出現口水時，表明內分泌系統已經活躍，可將口水分幾次嚥入肚內。

**溫馨提醒**

雖然慢跑好處很多，但應注意脾胃病患者不宜在飽餐後或饑餓時慢跑，最好選擇在清晨或下午4～5點鐘進行，選擇慢跑的路段要平坦，周圍環境要幽美，空氣清新，穿著舒適、寬鬆。此外，有一雙好的慢跑鞋，是助於這種運動方式持之以恆的關鍵，怎樣才算好的慢跑鞋，典型的慢跑鞋重量要輕、要軟，但是鞋底又要經得起反覆的撞擊才行。

養脾護胃嚴選治療：中醫圖解，快速養護氣血之源

## 擊穴步行，大補脾胃健身體

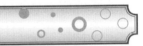

　　源於民間的叩擊穴位步行法，是一種步行與叩擊穴位同時進行的健身運動。此法簡便易行，可行性強，尤其對胃潰瘍患者，配合散步或快慢走，或在室內原地踏步練習，有益無損，可以收到減輕疲勞、鍛鍊平衡機能和輕健腿腳之功效。叩擊穴位步行法，就是邊走邊叩擊腿上的承山、足三里、三陰交穴位。這三個穴位都屬於保健長壽穴位，叩擊的輕重和次數可自行掌握。熟練後，穴位也可輪換叩擊。具體方法是：

### 第一：擊「承山」法

　　承山在小腿後面，足掌平伸，腓腸肌出現人字紋的陷凹中即此穴。就針灸療法講，此穴對胃潰瘍食欲不振有療效。叩擊穴位可以收到與針灸相同的效果。叩擊的方法是在步行時左腳著地落實站穩的瞬間，用右腳的腳脖由後面向前擊打左腿的承山穴，右腳著地落實站穩時，左腿重複右腿先前動作用腳脖叩擊右腿的承山穴，如此輪換叩擊，向前行進。

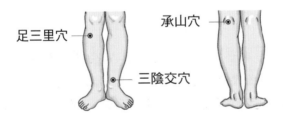

足三里穴　　　　　　承山穴

三陰交穴

### 第二：擊「足三里」法

　　足三里在膝眼下3寸，脛骨外側，如將手掌按在膝蓋上，手指扶於膝下脛骨時，離脛骨外一橫指，中指尖處即是。此穴主治頭昏、目眩、感冒、脾胃不和等，是全身強壯要穴。俗話說：「要

想身體安，三里不可乾。」意思是說要想健康長壽，每日都要用針灸或艾灸的方法刺激足三里穴，甚至都灸出水泡來了。當然我們不需要這樣來折磨自己，只要每天用按摩或叩擊的方式來刺激足三里穴位就可以了。叩擊方法是在左腿著地站穩的瞬間，用右腳的足跟由前面叩擊左腿的足三里穴位，同法，用左腳的足跟叩擊右腿的足三里穴位，輪換叩擊前行。

### 第三：擊「三陰交」法

三陰交穴位於內踝上3寸，脛骨後沿處。叩擊三陰交可減輕或消除胃潰瘍的脾胃虛弱、胸腹脹滿、夜眠不安等症。方法是以足內側擊之。

另外，叩擊足三里和三陰交時，還可用手腳並擊的方法。用右腳叩擊左腿足三里後，立即轉由左側做向外後方踢毽子的動作，同時右手在身側後方擊右腿的足三里穴。左腿同法進行。叩擊右腿三陰交後，同時做腳內側踢毽子的動作，以左手擊右腿三陰交穴。實踐證明，這種方法對防治胃潰瘍效果明顯。

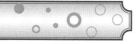

## 叩齒嚥津，強腎、固齒又健脾

叩齒嚥津是古代養生家十分提倡的養生保健方法，它操作簡單、不拘泥時間地點限制、效果良好、備受歷代養生家推崇。宋朝大詩人蘇東坡就有叩齒健身的習慣，他曾說：「一過半夜，披上上衣面朝東南，盤腿而坐，叩齒三十六下，當會神清氣爽。」乾隆皇帝是清朝在位最久、壽命最長的皇帝，他的長壽祕訣之一也為「齒宜常叩」。

中醫認為，叩齒能健脾胃表現為兩個方面：

❶是叩齒能健齒。齒健，則食物易被嚼細，胃負減輕，從而養胃。

❷是脾「在液為涎」與胃相表裡，涎為口津，是唾液中較輕

清稀的部分，具有幫助食物消化的功能。**叩齒催生唾液，嚥之有助於胃腐熟水穀和脾的「運化、升清」，減輕脾胃的負擔，達到健脾胃的目的。**

現代醫學研究證實，叩齒能對牙周組織進行生理性刺激，可促進牙周組織的血液循環，興奮牙神經和牙髓細胞，增強牙周組織的抗病能力和再生能力，使牙齒變得堅硬穩固，整齊潔白。此外，叩齒咽津還具有養容養顏的效果。叩齒可活動面肌，加強面部血液循環，改善面膚的營養，進而美顏。

叩齒咽津的要領也很簡單，具體操作方法如下：

**第一：準備。**清晨初醒後，先不說話不起身，全身放鬆，集中精神，心神合一。然後調勻呼吸，鼻吸口呼，輕吐三口氣。

**第二：叩齒。**將口唇輕閉，上下門牙先叩擊9次，然後左側上下牙齒叩擊9次，右側上下齒叩擊9次，最後上下門齒再叩擊9次。

**第三：攪舌。**將舌頭貼著上下牙床、牙齦、牙面來回攪動，順時針9次，逆時針9次，左右各18次。

**第四：漱津。**攪舌後口中津液漸多，口含唾液用兩腮做漱口動作36次。

**第五：嚥津。**漱津動作做完後，將津液分三次緩緩嚥下，注意在吞嚥時，意念要守住丹田，好像把唾液送到丹田一樣。

叩齒嚥津一般可於每天早上晨起及晚間睡眠前練習，也可以在午間休息、上班休息時間練習，或在上班乘車途中，排隊辦事之時偷閒練習。這一健身方法簡便易行，不佔用專門的時間，也不用任何器械。每天持續做，便能達到強腎、固齒、健脾的效果。

## 按揉手心，讓脾臟「吃得消」

開句玩笑說，「現在的人都有病」，聽起來彆扭，事實卻如此，幾乎每個人的身體都有問題，不是疾病纏身，至少也是一個

亞健康狀態。怎麼辦呢？這裡建議你按揉手心。

所謂手心，即手掌的中心部分。同時作為經外穴名。現代《針灸孔穴及其療法便覽》謂此穴位於手掌正中央，主治黃疸、百日咳、小兒疳疾、口腔炎、高血壓、指端知覺異常、癮病、精神分裂症等。《千金要方》：「鬼魅灸入髮一寸百壯，又灸間使、手心各五十壯」。這裡，是廣泛而論，即定位在勞宮穴以及包括脾胃大腸等反射區的區域。所以，揉手心也就是揉這幾個區域的地方。

具體怎麼做呢？手心勞宮穴也可用一個圓圓的小木棒來點壓，如果喜歡吃麵食，家裡一般都有那種被叫作「擀麵棍」的小木棍就是不錯的選擇；而脾胃大腸區用另一手的大拇指來按揉就可以了，雙手都要按摩，每個地方按摩3分鐘左右就可以了，一天約3次即可。勞宮也就是心臟的宮殿，老是思考問題，心弦會繃得很緊，這時候，揉揉手心就相當於讓心臟回宮殿休息，可以放鬆神經。持續一段時間，相信你的脾胃能夠得到很好的改善。

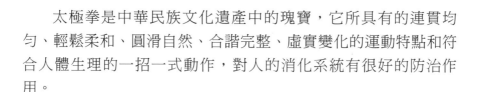

## 打太極，「慢調細理」養脾胃

太極拳是中華民族文化遺產中的瑰寶，它所具有的連貫均勻、輕鬆柔和、圓滑自然、合諧完整、虛實變化的運動特點和符合人體生理的一招一式動作，對人的消化系統有很好的防治作用。

我們知道，人體生命活動的維持，必須依靠後天水穀之精來滋養。一個人「吃不下，睡不好」，怎能有充裕的「水穀之精」呢？而太極拳運動要求人的注意力集中，上下相隨，一動無有不動，即手動、腰動、足動，眼神也隨之動。這樣完整一氣的鍛鍊，能有效地提高中樞神經的興奮與抑制的調節作用，使呼吸加深，腹肌膈肌上升，對胃腸、肝臟有規律的按摩，從而能改善消化道的血液循環，促進消化功能，可預防消化不良、胃下垂、胃

及十二指腸潰瘍、便祕等。

太極拳鍛鍊還能有效地防止老年癡呆症。因太極拳往往要求左、右手同時往不同的方向運動，且動作也不盡相同，這就能發展左右大腦半球之間的聯繫，增強左右大腦的諧調性。太極拳每個動作都包含陰陽之變化，虛與實、動與靜、表與裡、開與合、進與退、收與放、左與右、剛與柔、單與偶，相輔相成，又強調整體觀念，要求身心合一，鬆靜無為，內外上下完整一氣，以意領氣，氣隨意行，意到氣到。因此久練太極拳能調整陰陽，加強神經系統對其他系統及器官機能的調節，使記憶力、反應力、判斷力、思維力得到提高，從而對老年人的身心健康和老年人的精神生活，產生良好的促進作用。

太極拳還可以有效地促進人體內的經絡疏通與氣血流暢，有利於新陳代謝和增強各器官及人體各系統的機能，從而增強對外界環境的適應能力和抵抗能力。經常打太極拳對心臟血管系統有良好的影響，不僅能加強血液循環，對預防各種心臟疾病、高血壓及動脈硬化也具有較好的調理作用。

太極拳的一個主要的運動特點就是「以腰為軸」，「以腰為主宰」，「時刻留心在腰間，腹內鬆靜氣騰然」，透過腰脊的不斷鍛鍊，能產生健腎固本的作用。腎氣虛的人會出現耳鳴耳聾、牙齒鬆浮、腰痛、脊冷、不耐久立等，而常打太極拳的老人，雖然年已花甲，但腎精充足，肢體柔韌多力，耳聰目明。

**溫馨提醒**

太極拳的動作要領易於掌握，有專業人士的指導更好。可在空氣清新、空間曠達、環境幽雅之處鍛鍊，如林間、水邊、公園、廳堂等均可作為練習之地。只要我們按照太極拳運動的規律，長期且循序漸進地進行鍛鍊，一定會受益多多。

# 八段錦，調理脾胃需單舉

八段錦起源於北宋，由於由八個不同的動作構成，故稱之為八段錦。古人認為這套功法動作古樸高雅、舒展優美，如錦緞般優美、柔順，把這套動作比喻為精美的「錦」。中醫認為，八段錦以動入靜、以靜入動、動靜相宜，能去舊生新、補不足、瀉多餘，有理氣活血、紓筋活絡、協調五臟六腑功能的作用，長期練習能夠消除百病、延年益壽，適合各年齡階層的人練習。

八段錦調理脾胃的口訣是：雙手重疊掌朝天，右上左下臂膀圓。右掌旋臂托天去，左掌翻轉至脾關。雙掌均沿胃經走，換臂托按一循環。呼盡吸足勿用力，收式雙掌回丹田。

具體練習方法如下：

第一步：雙腿自然站立，兩腳分開，與肩同寬。吸氣，彎曲兩手肘，使大臂和前臂成九十度角，掌心向上，位於腹部與肚臍平行或稍下的位置。同時，微微變曲雙膝。然後呼氣調息。

第二步：吸氣，手掌向上舉起，舉至頭頂時旋轉手臂，使左手指尖指向正右側，掌心朝上，經過眼前，繼續上舉至腹地部左上方，手臂伸直。與此同時，右手翻掌，使掌心朝下，手指指向正前方，右肘關節微微彎曲，掌根用力。在練習手臂動作的過程中，雙腿逐漸伸直。

第三步：呼氣，使身體重心緩緩下降，膝關節慢慢彎曲，旋轉左臂，逐漸彎曲，經過眼前，下落於腹前，掌心向上。與此同時，右臂向外旋轉，右手掌心朝上，緩緩回至腹前。兩手掌指尖相對，相距約10公分，掌心向上。

第四步：兩手互換動作。共練習10遍左右。最後一遍結束時，左右手自然下落，放在身體兩側，恢復立正的姿勢。

這段動作是兩臂交替上舉與下按，上下用力牽拉，同時仰頭，直腰脊柱側屈，使兩側內臟器官和軀幹肌肉做諧調的牽引，

主要作用於中焦，特別使脾、胃等器官受到牽拉活動，促使胃腸蠕動，增強脾胃消化功能，經常鍛鍊，有助於加強脾胃機能，增進食欲。對於經常坐著工作或脾胃虛弱的人群來說，閒暇之餘練習一下八段錦是一種不錯的選擇。

## 跳舞，優美旋律中強脾健胃

舞蹈是透過有節奏的、經過訓練和組織的動作和身體造型來表達思想感情的藝術，是一種可供人欣賞和調節情緒的藝術形式和娛樂行為。它不僅是表達思想、抒發情感、宣洩鬱悶的好形式，還可以使脾胃病患者情緒安定、心情舒暢，緩解工作和生活中的緊張、焦慮和激動情緒，使大腦皮質、中樞神經系統、血管運動中樞的功能失調得以緩解，促使脾胃病患者全身處於緊張狀態的脾、胃、腸得以舒張，從而有利於脾胃的休息與恢復。

凡心臟病患者及年邁體衰者，舞蹈運動時間不宜過長，更不能進行過於劇烈的運動，舞蹈運動宜在飯後半小時之後進行，相對劇烈的舞蹈則至少應在一小時之後進行。

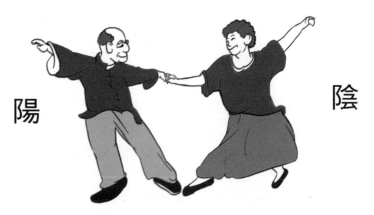

陽　　　　　　　　陰

凡心臟病患者及年邁體衰者，舞蹈運動時間不宜過長，更不能進行過於劇烈的運動，舞蹈運動宜在飯後半小時之後進行，相對劇烈的舞蹈則至少應在一小時之後進行。

不僅如此，舞蹈還能直接通暢氣血、紓筋活絡、滑利關節，治療一些消化性疾病，如食欲不振、消化不良等；慢性肢體關節疾病，如肩周炎、風濕性及類風濕性關節炎、脊椎增生、某些程度較輕的中風後遺症、肢體活動不利以及手足麻木痠痛等症。

　　對於脾胃病患者來說，需根據民族、地區及個人愛好等選擇合適的舞蹈內容，以病者喜歡、易學易行並適合病情及個人體質狀況等為原則，不必刻意追求舞蹈的藝術性，僅以癒病為目的。一般每日可進行1～2次，每次的時間可根據身體需要自己決定。

### 溫馨提醒

　　凡心臟患者及年邁體衰者，舞蹈運動時間不宜過多，更不能進行過於劇烈的舞蹈運動，舞蹈運動宜在飯後半小時之後進行，相對劇烈的舞蹈則至少應在一小時之後進行。

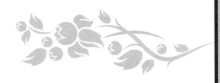

# 第六章

# 居家調護，關注細節保脾胃安康

身體如樹，人生如季。四季更替，周而復始。樹木在春天出現生機，夏天開始繁茂，秋天落葉飄零，而在冬天顯現乾枯。相應地，人體生命也在歲月的更替輪迴中呈現出強弱盛衰的變化。生命的自然規律無法逆轉，我們能做的就是理解中醫文化，選擇正確的方法，從細節之處調養脾胃。

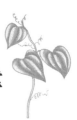

# 第一節
# 養護脾胃，遵從生命運程的節律

俗話說：「民以食為天」，飲食能使人健康地活著，但也能使人得病，另一方面又可治病。但因為飲食習慣等諸多原因，人們對於身邊的「細節」卻減少顧及，也正是這樣，健康就如蟻穴之堤，長期下去則「百病纏身」。中醫認為，飲食不僅講營養成分，更講飲食文化；既講現代營養學知識，更講傳統的飲食理念，只有這樣，才能養護脾胃，從飲食中得到健康。

## 三餐要吃好，為健康鋪墊基石

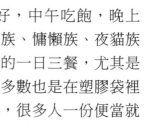

關於飲食，民間有句諺語：「早上吃好，中午吃飽，晚上吃少」。事實上呢？試看那些上班族、減肥族、慵懶族、夜貓族及網路迷戀者，有幾人能保持吃上營養合理的一日三餐，尤其是早餐？即使有一部分人有應吃早餐的觀念，多數也是在塑膠袋裡狠吃那幾口燒餅或包子。中午該吃飽的時候，很多人一份便當就打發了，而在晚上該吃少的時候，卻補償性地變成了「吃得飽，吃得好」，有時還會有加菜，基本上可以說是一個「乾坤大顛倒」。這不是往健康傷口上撒鹽是什麼？這就是為什麼現在的人吃得比過去好，反而身體沒有過去好，還這病那病的總也沒完沒了的原因所在。

其實，關於三餐安排，還可以從另一個角度來得到解釋，即子午流注的理論。通俗點說就是時辰養生。人體臟腑的運動需要氣血的灌注作為動力。根據子午流注的理論，氣血在各臟腑的流注是有規律的，血液流注到某個臟腑時，其功能就旺盛。所以，

每個時辰都應該有每個時辰不同的養生方法。

　　從早到晚來看，辰時（7點至9點）足陽明（胃）經旺；巳時（9點至11點）足太陰（脾）經旺，這個時候脾胃當令，即早上是脾胃功能最旺盛的時候，自然該吃得好；午時（11點至13點）手厥陰（心）經旺，這個時候是心功能旺盛的時候，心主火，心火旺則胃熱，胃熱易消穀善饑，因此要吃飽。午時過後，逐漸陽虛陰盛，到達子時至陰極。陽主動，陰主靜。而且朝九晚五的人們，往往吃飯都是在酉時和戌時，而這兩個時辰，一個是酉時（17點至19點）足少陰（腎）經旺，一個是戌時（19點至21點）手厥陰（心包）經旺，所以，不是說一天只吃兩頓飯，但晚上脾胃消化功能低下之時，至少應吃少，吃多了肯定難以消化。

　　那麼，三餐安排有哪些要點呢？

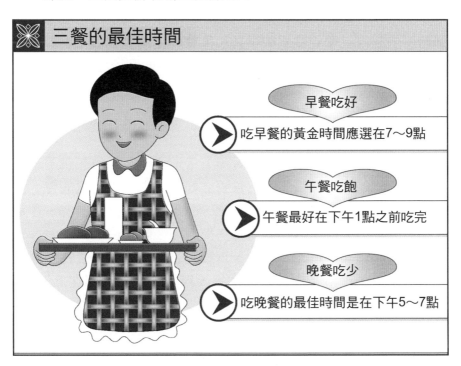

**三餐的最佳時間**

早餐吃好
吃早餐的黃金時間應選在7～9點

午餐吃飽
午餐最好在下午1點之前吃完

晚餐吃少
吃晚餐的最佳時間是在下午5～7點

## 早餐

吃早餐的黃金時間應選在7～9點，因為這時候是胃經當令的時間，如果上午9點之前沒有吃早飯，那麼到9～11點脾經當令時，脾就只能空運轉了，因為它沒有東西可以運送到人體五臟，這時人就會感覺到頭暈了。因此吃早點是有益健康的。早飯要吃好，並不是說要我們吃大魚大肉、山珍海味，而是要吃得舒心，吃得營養豐富，最好要包括穀類、肉類、奶及乳製品、蔬菜與水果等。吃早餐還應該吃「熱食」，涼的東西下肚照樣不能很好的保護「胃氣」。這是因為夜間的陰氣未除，大地溫度尚未回升。體內的肌肉、神經及血管都還呈現收縮的狀態，假如這時候你再吃喝冰冷的食物，必定使體內各個系統更加攣縮、血流更加不順。

當然，一向不習慣吃早餐的人，恐怕無法馬上適應過來而衝進廚房去為自己準備豐盛的早餐，那麼就從烤麵包加溫咖啡或是煎餅加乳酪、牛奶、香蕉之類簡單的早餐開始吧!等養成吃早餐的習慣之後，再慢慢開始設計屬於你自己的營養均衡的早餐吧！

## 午餐

對於那些不吃早餐的人來說，上午忙了半天了也該餓了，午餐一定要吃飽，好好補充一下營養，好好安慰一下自己的胃。當然，「午餐吃飽」不是要吃得過飽，而是要吃八分飽為宜，在定量的同時，還要注意食物的營養搭配。如多吃蛋白質、膽鹼含量高的肉類、禽類、魚類、蛋類、豆製品等，因為這類食物能健腦益智，對促進理解和記憶功能有很大幫助。午餐最好在下午1點以前吃完，因為下午1～3點是小腸經當令，是護養小腸的最佳時段。如果在未時之前吃完午餐，可以在小腸精力最旺盛的時候把營養物質都吸收進人體。此外，午餐前要喝些湯，這樣可以很好地調攝胃氣。

### 晚餐

吃晚餐的最佳時間是在下午5～7點，不可太晚，否則就會導致「胃不和則臥不安」。晚餐不可吃得過好，還不宜吃辛辣熱性的東西，如蔥、蒜、薑等。因為「辛氣歸目」，這些辛辣食品將不利於人的眼睛。晚餐整體原則是宜少不宜多，可選擇一些清淡的食物，如湯粥類的食品，輔以一些小菜，既清淡爽口、營養豐富，又容易被人體消化吸收，還不會增加胃腸的負擔。

或許有的人還會以子之矛攻子之盾，即中醫還說：「胃不安夜不眠」，我下午五、六點鐘吃飯，到晚上早就餓了，太晚睡覺如果肚子餓就會失眠。這理由正當嗎？非也。若是太晚吃飯甚至吃消夜，由於氣血主要灌注膽、肝、肺、大腸經脈，脾胃的消化功能低下，特別是脾的升清降濁功能低下，產生的血就比較混濁。這就容易肥胖，三酸甘油酯就會升高，易患心腦血管病、糖尿病及痛風病。一句話，晚上吃太多消化不了。

總而言之，三餐吃好，才能為我們的脾胃及身體健康打穩根基，從而讓我們的人生更快樂。

## 飯前先喝湯，護養脾胃一處方

常言道：「飯前先喝湯，勝過良藥方」，這話是有科學根據的。這是因為，從口腔、咽喉、食道到胃，猶如一條通道，是食物必經之路，吃飯前，先喝幾口湯（或進一點水），等於給這段消化道加點「潤滑劑」，使食物能順利下嚥，防止乾硬食物刺激消化道黏膜。吃飯間，中途不時進點湯水也是有益的。因為這有助於食物的稀釋和攪拌，從而有益於胃腸對食物的消化和吸收。若飯前不喝湯，吃飯時也不進湯水，則飯後會因胃液的大量分泌使體液喪失過多而產生口渴狀，這時才喝水，反而會沖淡胃液，

影響食物的吸收和消化。所以，**有營養學家認為，養成飯前或吃飯時不斷進點湯水的習慣，可以減少食道炎、胃炎等疾病的發生。同時發現，那些常喝各種湯、牛奶和豆漿的人，消化道也最易保持健康狀態。**

如果吃飯時將乾飯泡湯吃卻不同了。因為我們咀嚼食物，不但要嚼碎食物，便於嚥下，更重要的是要由唾液把食物濕潤，而唾液會由不斷的咀嚼產生，唾液中有許多消化酶，並有幫助消化吸收及解毒等的生理功能，對健康十分有益。而湯泡飯由於飽含水分，鬆軟易吞，

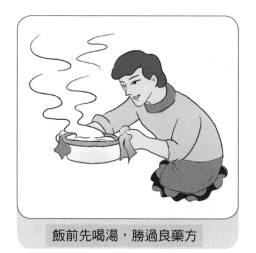

飯前先喝湯，勝過良藥方

人們往往懶於咀嚼，未經唾液的消化過程便把食物快速吞嚥下去，這就給胃的消化增加了負擔，日子一久，就容易導致胃病的發作。所以，不宜常吃泡湯飯。

當然，飯前喝湯有益健康，並不是說喝得越多越好，要因人而異，也要掌握進湯時間；一般中晚餐前以半碗湯為宜。而早餐前可適當多些，因為一夜睡眠後，人體水分損失較多。進湯時間以飯前20分鐘左右為好，吃飯時也可緩慢少量進湯。總之，進湯以胃部舒適為準，飯前飯後切忌「狂飲」。

## 雜糧加素食，中醫食方養脾胃

就飲食文化來看，中西方差異很大。西餐中更多展現的是一種飲食的速造，是一種類似「工業革命」般的技術鍛造而成的，是一種缺少根基而突然降臨餐桌的東西。比如，很多人喜歡吃速

食，而且對於喜歡「洋氣」的人更是將「西餐」看成了一種抬升自己生活品味的象徵行為。其實，「洋速食」的特點不僅能用「快」來概括，從能量的角度來看，「速食」還具有三高（高熱量、高脂肪、高蛋白質）和三低（低礦物質、低維生素和低膳食纖維）的特點。如果一日三餐都吃速食，粗略估算一下，總熱量攝入可達3500千卡，遠高於中年男性2700千卡和中年女性2000千卡的熱量每日需要值。看來，西餐的安全隱患跟很多人吃西餐的激情一樣，或許有點過「高」了。

　　而中國人的飲食裡大多都有一種豐富的內涵在其中，而且浸染在五千年文明的大染缸裡，有一種大浪淘沙的沉積。如《素問‧藏氣法時論》記載：「五穀為養，五果為助，五畜為益，五菜為充，氣味合而服之，以補精益氣。」五穀說法不一，多指白米、小豆、麥、大豆、黃黍，我們可以把這類食物統稱為五穀雜糧；「五果」就包括我們們吃的那些桃、李、栗、杏、棗，這都是果；「五畜」就是我們們吃的肉，豬肉、羊肉、牛肉、雞肉、狗肉，這就是五畜，（目前台灣法令已嚴禁狗肉）益就是補益的意思；「五菜」就是我們們吃的那些蔬菜，各式各樣的蔬菜，它們都能產生補益脾胃，益壽延年的作用。

　　中國的飲食文化很有意思，它對「多吃蔬菜少吃葷」特別講究。這一點從文字本身的含義既可看出。我們看蔬菜的「蔬」，草字頭底下是個疏通的「疏」字，寓意就是它有疏通氣血的作用。再看那葷菜的「葷」字，和「暈」字相通，也就是越吃腦袋越糊塗。我可以舉個簡單的例子，一個人在年輕的時候，血管裡流的血像清水，現在吃那麼多東西以後，代謝不出去，血管裡的血就成了被污垢和河泥淤積的渾水了。就像幾十年前的河水，清澈可見河床，但你現在再看那一條條的河，看都不願再看了：髒、臭、廢物堆積。那我們想想，這種現象出現在我們的血管裡會是什麼樣子。所以，對於養脾胃而言，自古就有「魚生火，肉生痰」之說，就是魚和肉本來都可以吃，但是一定要有節制，它

只產生一定的補益作用，不能把它天天當作主食吃。

營養學要求，食物熱量理想的構成比應當是：60%來自碳水化合物，25%來自脂肪，12%～15%來自蛋白質。另外，還要求低鈉（每人每天約6克食鹽）、低糖和高膳食纖維（每人每天約25克）。

# 咖啡別多飲，健康品味利養生
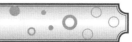

很多上班族熱中於喝咖啡。在喝咖啡的時候，他（她）們有一種調理生活、把玩世態的感覺，進而將其看作了一種生活的品味。不怕得罪你，很多咖啡的喝法看上去好像是在體驗生活，其實，細究起來，享受咖啡的往往還是嘴巴。身體不僅沒有享受，而且還在做著「捨命陪君子」的事情。

問題真的有那麼嚴重嗎？咖啡對上班族健康的影響到底如何呢？請看下面為你做的一個簡單的羅列和說明：

### 危害一：增加心肌梗塞率

美國波士頓大學公共衛生學院的醫學家們透過對858例45～69歲首次患心肌梗塞的婦女和858例從未患過心肌梗塞的婦女進行了為期4年的研究，結果證實，每日飲5杯或更多的咖啡，可使婦女患心肌梗塞的危險增加70%，而且危險性隨著飲咖啡的數量增加而增加。咖啡是當今世界上消費量最大的一種飲料，正是在這樣的飲用量中，我們看到了咖啡對人健康危害的範圍之廣，程度之深。

## 危害二：引起糖尿病

芬蘭和美國是消費咖啡最多的國家，透過對這兩個國家國人的體制檢測發現，糖尿病人明顯高於其他攝取咖啡較少的國家。而且兩者有等比的關係，研究人員透過調查分析發現，人口數僅為美國人口幾十分之一的芬蘭，由於其咖啡消費量居世界之首，所以，該國的糖尿病患者也居世界之首。在對其他北歐國家的咖啡消費量和糖尿病之間關係的調查也同樣證實了這一點。而且從反面的角度來看，日本人的咖啡消費量在世界上是最少的，糖尿病患者也相應的最少。

## 危害三：引起骨質疏鬆症

研究發現，如果一個人喝咖啡的數量每天超過了2杯，而又很少攝入牛奶的話，不管年齡、肥胖程度如何，其髖骨、脊椎的骨密度都會降低，且降低的程度與習慣延續的時間長短和飲用量的多少有關。這是因為在引用咖啡的時候，咖啡中的咖啡因會透過尿液帶走一部分鈣質，從而導致結合鈣的分解，最終導致骨質疏鬆。

除了這些共性之外，一項針對婦女的特別調查表明，大量飲用咖啡還會引發妊娠高血壓綜合症等。所以，儘管近年來，飲用咖啡的人數日趨增加，而且這些人的組成中，有許多企業家、商人、公關人士及新潮人士，象徵高品味成分，但這並非就說明這東西好，就好像我們說並非貴的東西就適合你一樣。由此，飲用咖啡應從健康出發，正確飲用。

那麼該如何正確地飲用咖啡呢？

首先，拿你的習慣開刀。有的人就要說了，習慣是說改就能改的嗎？當然，我們也知道好習慣之所以能讓人受益一生，就是因為習慣一旦養成，就好像將人體引上了正軌一樣，一路馳騁就可以信馬由韁而享受健康人生。那麼，壞習慣怎麼調整呢？用俗

話說思想決定出路。所以，要樹立一種「細水長流」的咖啡飲用觀，既然是品的東西，就不可跟豪爽大喝啤酒一樣，三兩口就喝個精光，慢慢來，盡可能少喝點。慢慢地，對咖啡的飲用達到一種可有可無的境地。

其次，選好時間保持好量。咖啡是飲料，但並非是像隨時端起來就可以喝的水一樣。**研究證實，餐後飲用咖啡，對於胃液的分泌會產生促進的作用，自然可以幫助消化。**所以，建議在餐後喝咖啡；從量的角度來看，一天以兩杯為宜。

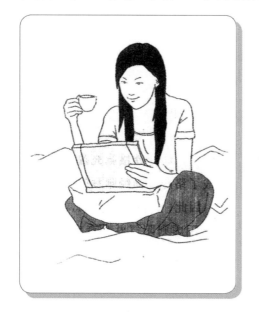

咖啡裡含有一種強而有力的胃液分泌劑，飯後喝杯咖啡有助於肉類的消化，但若空腹或在午後三點左右喝咖啡，對胃實在沒好處。

再次，咖啡混著喝。所謂的混著喝，並非是沒有理由的，想怎麼搭配就怎麼搭配，畢竟咖啡只是一種飲料。怎麼搭配呢？針對咖啡的危害，人體需要做的一方面工作就是補充維生素A。所以，最好在喝咖啡時搭配吃些奶油點心、乳酪、蛋、人造牛油、胡蘿蔔或綠葉菜等；喝咖啡最為普遍的一個習慣就是放糖。**放糖也有講究**，因為紅糖裡含蔗糖最少，白糖的成分最主要的就是蔗糖，而蔗糖含有能使胰臟疲勞的成分。此外，白糖產熱量也高，例如兩湯匙白糖，約有8克重，能產生28大卡熱量，而紅糖相對較

低，而且還屬鹼性食品，所以喝咖啡最好放紅糖，有益身體。還有一種混搭的方法就是，喝咖啡放些牛奶或奶油，這樣可以保護胃壁，免遭咖啡因之害。

此外，從喝咖啡可能引發骨質疏鬆的角度出發，喝咖啡還需要你適量補鈣。一般而言，喝兩杯咖啡將損失約15毫克的鈣。所以，喝兩杯咖啡後，最好適量攝入一些豆類、芝麻、蝦米、海帶和金針菇之類的含鈣食物，以維持身體需要。

## 飲酒傷脾胃，戒除酒癮有良方

古語云：「酒色財氣四道牆，人人都在裡邊藏，若能跳出牆外去，不是神仙也壽長。」酒與人體健康之間的關係，其實古人早就有所認識。在《黃帝內經》的《素問‧厥論篇》中就有這樣的記載：「岐伯曰：酒入於胃，則絡脈滿而經脈虛，脾主為胃行其津液者也，陰氣虛則陽氣入，陽氣入則胃不和，胃不和則精氣竭，精氣竭則不營其四支也。此人必數醉若飽以入房，氣聚於脾中不得散，酒氣與穀氣相薄，熱盛於中，故熱遍於身，內熱而溺赤也。夫酒氣盛而慓悍，腎氣有衰，陽氣獨勝，故手足為之熱也。」

這裡說的是什麼意思呢？岐伯說，酒為水穀之精，熟穀之液，其氣兇悍，所以入於胃後先從衛氣行於皮膚而使絡脈充盈，經脈和絡脈不能同時得到充盈，所以就形成了絡脈盈而經脈虛的局面。而脾主胃，脾胃不開，自然津液不行。因此，如果長期飲酒，則酒性熱，熱則傷陰，所以又會出現陰虛，陰虛則陽氣就會乘機進犯胃，因為陽盛傷胃。胃不和則水穀精氣無以化生則會出現虛衰的體象，精氣虛衰，則四肢就得不到滋養，如果再加之醉飽入房的話，則脾腎俱傷，脾傷了則身體機能得不到運化，腎虛了則沒有精氣可以滋養脾，所以，酒食之氣就會聚而不散。所以通身發熱，而且腎中之陰氣日衰，這就是常伴有手腳發熱的原

因。可見，酒喝多了對人體健康的傷害是巨大的。

但在現實生活中，與朋友、同事小聚、過年、過節都要飲酒的情況會時有發生，對於養生而言，究竟怎樣飲酒才有益於健康呢？又有哪些注意事項呢？下面讓我們共同來看一下。

### 第一：飲量要適度

飲酒的量一定要適度，這一點是至關重要的。古今關於飲酒的利與害之所以有較多的爭議，問題的關鍵即在於飲酒量的多少。少飲有益，多飲有害。宋代邵雍詩曰：「人不善飲酒，唯喜飲之多；人或善飲酒，難喜飲之和。飲多成酩酊，酩酊身遂屙；飲和成醺酣，醺酣顏遂酡。」這裡的「和」即指適度。不應太過，也不應無不及。太過傷損身體，不及等於沒飲，無法發揮養生作用。因此，飲酒一定要針對自身的情況，自己來定奪。

### 第二：把握好酒的溫度

在飲酒的溫度上，有些人主張溫飲，也有些人主張冷飲。主張冷飲的人認為，酒性本熱，如果熱飲，其熱更強，易於損傷脾胃。而如果冷飲，則以冷制熱，無過熱之害。元代醫學家朱震亨說：酒「理直冷飲，有三益焉。過於肺入於胃，然後微溫，肺先得溫中之寒，可以補氣；次得寒中之溫，可以養胃。冷酒行遲，傳化以漸，人不得恣飲也。」但清人徐文弼則提倡溫飲，他說酒「最宜溫服」、「熱飲傷肺」、「冷飲傷脾」。比較折中的觀點是酒雖可溫飲，但不要熱飲。至於冷飲、溫飲何者適宜，可隨個體情況的不同而作區別對待。

### 第三：把握好飲酒的時間

一般認為，酒不可夜飲。《本草綱目》有載：人知戒早飲，而不知夜飲更甚。既醉且飽，睡而就枕，熱擁傷心傷目。夜氣收斂，酒以發之，亂其清明，勞其脾胃，停濕生瘡，動火助欲，因而致病者多矣。由此可見，之所以戒夜飲，主要是因為夜氣收斂，一方面所飲之酒不能發散，熱壅於裡，有傷心傷目之弊；另一方面酒本為發散走竄之物，又擾亂夜間人氣的收斂和平靜，

傷人之和。此外，在關於飲酒的節令問題上，也存在兩種不同看法。一些人從季節溫度高低而論，認為冬季嚴寒，宜於飲酒，以溫陽散寒。

### 第四：要辨證飲酒

依據中醫理論，飲酒養生較適宜於年老者、氣血運行遲緩者、陽氣不振者，以及體內有寒氣、有痺阻、有瘀滯者。這是就單純的酒而言，不是指藥酒。藥酒隨所用藥物的不同而具有不同的性能，用補者有補血、滋陰、溫陽、益氣的不同，用攻者有化痰、燥濕、理氣、行血、消積等的區別，因而不可一概用之。體虛者用補酒，血脈不通者則用行氣活血通絡的藥酒；有寒者用酒宜溫，而有熱者用酒宜清。有意行藥酒養生者最好在醫生的指導下做出適當選擇。

# 第二節
# 睡出健康，調理脾胃巧治失眠

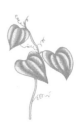

　　要想一覺安眠到天亮，一個根本的原則就是，人的生命活動要與生物時鐘的運行同步，即順時養生。事實上，身體的臟腑之器就像幾個排好了班的忠實職員一樣，什麼時候做什麼事早已安排妥當。經常肆意「熬夜加班」，當心，健康會一票否決對你說「不」。

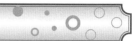

## 睡不安寢，調理脾胃是前提

　　現在的人夜生活已經相當豐富了，但對於那些尋夢的人來說，緊張的工作還是他們的主旋律，生活方式的多元化趨勢，「朝九晚五」的工作模式已不能完全概括現代人的工作狀態。夜班司機、24小時便利店員工、自由職業者……越來越多的人群加入到「熬夜族」的行列。但是現實生活中，無論是自發性少睡的夜貓子，還是被工作壓力所困的晚睡早起者，都面臨睡眠問題的困擾，越來越多的人在夜間輾轉反側，難以入眠。

　　**中醫認為，失眠「病位在心」，除了是心的問題，但也與脾有關。心與脾是母子關係，心火生脾土，而且心的功能活動也依賴於氣血的濡養，而脾是氣血生化的源頭，脾虛則化源不足，心失所養，就會出現失眠的問題。**對於心脾兩虛引起的失眠，我們可以按摩或針灸神門穴、內關穴、百會穴、安眠穴。症狀嚴重者，可再加上心俞穴、脾俞穴、三陰交穴。

　　脾胃不和也會引起失眠。脾胃不和，脾的運化能力失調，水濕滯留在體內，體內便濕氣旺盛，濕熱而化痰，痰濕上擾心神，

人便會失眠。脾胃不和的人，往往會出現胸悶、腹脹、口苦、痰多等問題。對於因脾胃不和引起的失眠，我們可以按摩或針灸中脘穴、豐隆穴、內庭穴，以養脾胃。

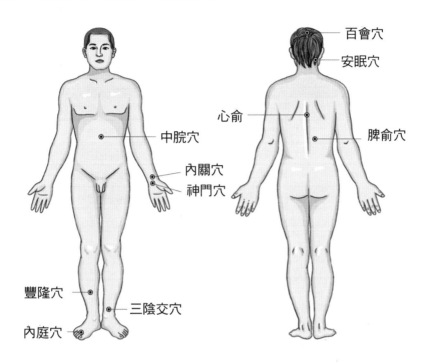

百會穴
安眠穴
心俞
脾俞穴
中脘穴
內關穴
神門穴
豐隆穴
三陰交穴
內庭穴

## 每日早睡，排毒護膚兩不誤

　　中醫學認為，身體有自身的調節系統。晚上23時至次日凌晨3時，血液流經肝、膽，此時安靜和熟睡，有助於氣血集中於肝臟，讓身體得到完全的休息，如果逆自然規律而動，在本應睡眠的時間熬夜，會打亂人體自然有序的作息時間，久而久之，會使人免疫力下降、記憶力減退、視力下降、皮膚受損、心理疲乏，甚至誘發癌症。

　　有人會說：「不過是熬夜，怎麼會跟癌症都掛上鉤了，有這麼嚴重嗎？」如果還有類似這樣的想法的話，那首先就說明你

的觀念出了問題，沒有將熬夜問題認真對待來認識它。熬夜使人的正常生理週期被破壞，人體的正常「對應」系統遭到破壞，抵抗力也就會隨之下降。免疫力系統的破壞，就猶如人體健康防線的坍塌。而從天人相應（一年四季一天早中晚天地氣機運行各有其特點）的角度來看，更是違背天道。人如果有這樣不好的作息方式，也難怪會有疾患找上門來。

| 時間 | 人體生理狀況 | 人體配合 |
| --- | --- | --- |
| 21～23 | 免疫系統（淋巴）排毒 | 靜以養神 |
| 23～1 | 肝排毒 | 需熟睡 |
| 1～3 | 膽排毒 | 需熟睡 |
| 3～5 | 肺排毒 | 需熟睡 |
| 5～7 | 大腸排毒 | 需排便 |
| 7～9 | 小腸大量吸收營養 | 吃早餐 |

由此表可以看出，身體在夜晚並沒有全面進入休整狀態，而是有一種貌似輪流值班的自我修復體制。所以，如果把本來該為健康值夜班的淋巴、肝、膽、肺、大腸等強行徵用過來為自己加班工作，而且讓那些本來該休息的臟腑都被「驚醒」，其結果就是，健康就在這種對生存時光的「珍惜」中變得虛弱。

## 滋養身心，湯湯水水補健康

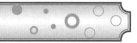

很多人將熬夜當成了一種對一天生命的「延長」，並且形成了習慣，既然無法改變夜貓族的作習時間，那麼，讓我們轉向對健康進行捕獲，施予拯救。中醫認為，經常熬夜的人容易導致陰虧陽亢而產生陰虛內熱的症狀，應多攝取一些富含硒、鋅、鎂、鈣、鐵等元素的藥膳，下面為大家推薦幾則食療方：

### ❶生地燉鴨蛋

每次用生地20克、鴨蛋1～2個，加水適量隔水燉之，蛋熟後去殼，再放入汁中燉20分鐘，冰糖調味，食蛋飲汁，每日1次或每週2～3次。有滋陰清熱、生津止渴等功效，適用於熬夜後口燥咽乾、牙齦腫痛者食用。

## ❷豬腰燉杜仲

每次用杜仲25克、豬腰子1個，隔適量水燉1小時，每日或隔2～3日服食1次，有滋補肝腎、強壯筋骨之功效，適用於熬夜後腰酸背痛、四肢乏力者服用。

## ❸粉葛生魚湯：

每次用粉葛250克洗淨切成小塊，生魚一條去腮及內臟，加水適量共燉。魚熟後放入薑絲，油鹽調味，食魚飲湯，每日或隔日1次。有舒筋活絡、益氣和血、解肌痛等功效，適用於勞力過度熬夜後的肌肉痠痛、頸肌脹痛者服用。

最後要提說一點的是，不要盲目選擇那些所謂的「提神飲料」，即使有那麼些提神的作用，往往都是屬於得不償失。比如，咖啡雖然提神，卻會消耗體內與神經、肌肉諧調有關的維生素B群，而且夜晚空腹喝含咖啡因的飲料，還會對胃腸黏膜造成刺激，引起腹痛；甜食不僅消耗維生素B群，還容易引來肥胖問題；速食麵、薯片不僅不易消化，還會使血脂增高。（另外，電視廣告常看到的提神飲料最好不要飲用，因對身體無益。）

## 按摩穴位，輕輕鬆鬆助安眠

我們對按摩一詞並不陌生，它不僅在很多的洗浴、溫泉等地方出現，而且在很多的家庭中也能看到它的身影。比如，我們走了一天累了，會自己捏捏腳捶捶腿，如果是孩子或者自己肚子疼的時候，我們還會揉揉肚子。在按與揉的過程中，即使不知道按

摩是以中醫的臟腑、經絡學說為基礎的理論上的東西，甚至不知道按摩之所以會產生作用完全是因為我們透過按摩調和了氣血，疏通了經絡，促進了新陳代謝，提高了抗病能力，改善了局部血液循環和營養狀態等作用。儘管不知道但我們用了，而且發揮作用了，這也應了那句「不管白貓黑貓，抓到老鼠就是好貓」的道理。

　　這裡為你推薦三穴助睡眠法。三穴主要是指天樞穴、中脘穴、關元穴，做的時候，仰臥於床上，伴隨均勻有深度的呼吸頻率，用中指指腹反覆按摩天樞穴，順時針按揉1分鐘；再將左手的掌心緊貼於中脘穴上，將右手掌心重疊在左手背上，適當用力揉按1分鐘；然後用一手中指指腹放在關元穴上，適當用力按揉1分鐘。此外，輔助治療則可以按揉合谷穴、支溝穴、足三里穴、三陰交穴等四穴位，可達到改善睡眠、健脾益氣的功效。

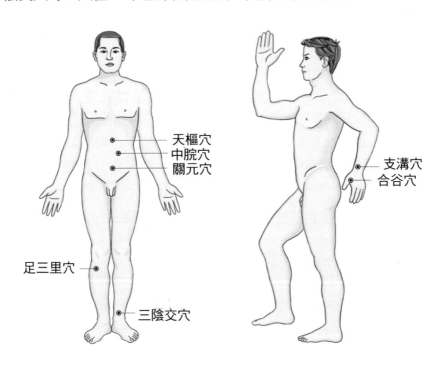

# 第三節
## 思貴有度，思慮太過耗氣血

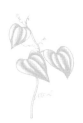

在日常生活中，那些心際之事久思不決，或案牘勞神而思慮過度的事情總縈繞在腦，進而是思之不懈，思之不怠，會造成失眠、健忘、心悸等心神失養之證。因此，為了自身健康，我們一定要「思之有度」，做到心胸豁達，待人和善，遇事不斤斤計較，更不要對身外之物多費心思，這是保養脾胃、袪病延年的妙方之一。

## 過思傷脾，為脾胃健康留隱患

思慮作為一種情志，並非是獨立存在的，而是與其他情志一起成為了身體表現的一種方式。當一個人全身心投入到一種思考狀態的時候，其精血就主要用來支持和滋養精神的活動，全身的氣血運行就相應地遲緩下來。因此，精血的損耗與思慮的程度實為正比例關係，也就是說傾注的思考力越

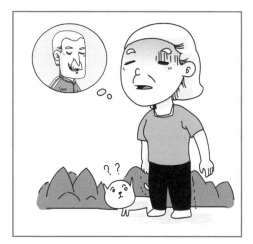

多，精血的耗用也就越多。既然這樣，可以想像一下，如果思慮過多，精血的損耗也會增多，與身體的其他運行相撞車，這就形成了相剋。影響最深的是誰呢？是脾胃。

按照中醫的說法，「思則心有所存，神有所歸，正氣留而不行，故氣結矣。」也就是說，如果一個人在沉思的時候，身心平和，不僅能集中精力思考，而且在一種條理化的思考中，能進入一種深思熟慮之境。但如果思慮無窮，勞心太過，則會出現《素問·舉痛論篇》所說的：「思則氣結……思則心有所存，神有所歸，正氣留而不行，故氣結矣。」氣結，指脾氣鬱結。意思是說脾主運化，如果一個人憂思過度就會傷損心脾，出現脾氣鬱結、運化失常的情況，繼而出現食欲不振、胸脘痞滿、食減納呆、大便溏泄等症狀。

因此，就養生而言，下士養身，中士養氣，上士養心。思慮問題時應該講究勞逸調和。在對待社會上或生活中的那些「百思不得其解」的問題時，最好就不要去「解」它，因為越「解」越不順，心中不順則有可能導致「氣結」，最終而致病生。正是從這個角度，我們說「思想有多遠，我們才能走多遠」，這話不僅適用於我們創業做事，對於脾胃養生而言，也同樣適用。

## 相思成疾，根源不在心而在脾

愛情是一個永恆的主題。在相愛的過程中，無論是上天的安排，還是世事的陰差陽錯，那些相愛的人總在經歷著重重的磨難。「好事必多磨」，好像成為了一個放之四海而皆準的規律性真理一樣，傳說中白娘子與許仙的愛情傳奇自不必多說，就是現實中，得相思病的也不在少數。

要想走出相思病的困境，我們還得對相思病有所了解。

相思病，大體有單相思、雙相思、反相思三個方面。這裡，我們不做過多的概念上的闡釋，讓我們來說說其中的一些較為典型的事例。

**單相思典型**：《紅樓夢》中的尤三姐。尤三姐愛慕柳湘蓮，但從來沒有向對方表白過，所以對方也沒有機會接近她、了解

她。最後，柳湘蓮僅根據「賈府除了門前的兩隻石獅子乾淨罷了」的傳言毅然拒絕了她純潔的愛情，逼得她自刎以明志，柳湘蓮則因自責而出家遠行。

**雙相思典型**：梁山伯與祝英台。梁祝二人相互愛戀，但是卻遭到了祝英台父母的反對，梁山伯因為得不到愛情患上了心身疾病，最後鬱鬱而終，祝英台最後也殉情自盡。

**反相思典型**：具有這種相思情結的人，大多會近乎頑固地相信某一位異性已經愛上了他（她），即便他們可能沒有說過一句話。這樣的相思者，往往會表現得特別的敏感，甚至到了捕風捉影的地步，很容易將跟想像中已經愛上自己的人親近者視為情敵，對於愛情的結果，他們往往有似是而非的解釋。例如，父母的不同意，所謂第三者的介入等，認為是他們破壞了他們的愛情，想拆散他們，這在精神病學上稱作為鍾情妄想。

這裡，要知道一個關於相思的誤解就是，有人認為相思如果是雙向的，再怎麼深遠都不會有什麼不良的影響，相反，認為只要是雙向的相思就是良性的。這種看法實際上是錯誤的。雙向的相思，往往在表面上平靜，似乎在相思中，有一種心靈上的互動和慰藉，但事實上，這種相思往往掩蓋了彼此在相思過程中的偏執色彩。所以，這實際上是一種容易被人忽視的較為隱祕的殺手，同樣會對雙方造成傷害。大家不妨試想一下，人處於戀愛的狀態之中時，如果妻子不在身邊，造成長時間地思念一個人，很容易導致體內的氣血運行不暢，凝聚不動，傷害脾氣。而食物的消化功能是由脾來完成的，當一個人長時間沉浸在一種情緒當中無法自拔的時候，脾就無法正常運化，胃的食物沒有經過消化，自然就無法再吃下東西了。近年來，一些現代醫學證實，相思病與精神病很接近，可以導致癲狂、憂鬱、迷茫、狂躁、妄想等症狀，嚴重者可致命。所以，如有人半開玩笑地說你是不是得了相思病的時候，你不要神經緊張地跳起來，但建議你至少思量一下內心的感受，問問自己是否最近被情緒所控制了。

明白了「相思病」其實是「脾病」。接下來就該正確引導，實際上如何來進行引導使其走出情網自縛的牢籠呢？一個重要的方面就是要有「度」，即要及而不過，也就是人們常說的要恰到好處的意思。對此，一個重要的方面就是敢於面對，或者讓對方接受你，然後相互勉勵，共同進步，如果對方漠視了你，不理睬你，你應該對自己說：「他根本不懂得愛，一個完美的人怎麼可能對別人的愛慕無動於衷呢?」繼而，嘗試用批評的眼光去掃視你的崇拜對象，你會發現這也是一種非常有趣而且有用的體驗。當然，類似這樣的話和行為，也可以在家長引導孩子的時候作為參照。

## 情真意切，制怒為養脾之王道

從五行而言，肝木剋脾土，故憤怒能抑制憂思。也就是說，怒療可用於因憂愁、思慮過深而導致的脾胃病患者。在實際操作過程中，就是採取故意違逆患者的心意，或奪其所愛等方法以激怒患者，令患者之「氣結」得以盡情宣洩，即可療治過思而傷及的脾之氣。

這裡有兩則成功的例子。

有一個國王，自從自己心愛的皇妃死後，整日沉浸在悲痛思念中，痛不欲生、不思茶飯，很快就面容憔悴，病倒在床，宮內所有太醫無能為力，只好張榜重金尋找名醫。有一位名醫得知此事，果敢地揭下榜文，當太醫詢問治病良方時，他卻說不需一草一藥，只需到國王面前做幾個動作就行，但前提是必須免其一死，太醫認為很奇怪，但還是答應了其要求。這位名醫大膽地走到國王面前，連下跪之禮也不行，粗聲質問國王病情，甚至跳到國王的臥榻上為其診病，國王憤怒之極，發誓要將這位名醫斬首，於是要吃要喝，很快身體康癒，然而當國王再找這位名醫時，他已經遠走他鄉了，因為這位名醫深知其理「龍顏不可觸，

觸之必死。」

　　《續名醫類案》也記載說：韓世良治療一位「思母成疾」的女病人時，叫女巫告訴患者，她母親因女兒之命相剋而死，在陰間準備報剋命之仇。患者大怒，罵道：「我出母病，母反害我，我何思之！」痛恨、怒罵亡母之後，女病人「病果癒」。

　　最後，我們要說的是，以怒勝思是一個情志調理的有效方式，但對那些「肝火重」的患者要慎重使用，以免造成不良後果。再者，以怒勝思畢竟是一種近乎亡羊補牢的方法，更多時候，我們需要在平時修身養性，讓自己保持一顆平常心，這樣才能在前進的路上，面對名利的往來與穿梭，擁有一個順其自然的心態，讓內心多一份寧靜，或許這不僅是無為而為的真諦，還是平平淡淡才是生活的真義之所在。

# 第七章

# 調治有方，少一分盲從多一分從容

關於身體和疾病這件事，現代人有太多的盲點和誤解，總在不經意間用自己以為正確的思維和方法去「殘害」身體。當身體感到不適時，許多人都不把它放在心上，只是躲避它、拖延它，甚至討厭它，一旦疾病真的爆發了，而且很嚴重時，才悔不當初。對於脾胃病而言，也是如此。奉勸大家當發現脾胃有病，千萬不要想當然地認為是小病，忍一忍就過去了，要知道，善於養生的人，應該是活到天年，無疾而去。

# 第一節
# 糖尿病，一種「現代富貴病」

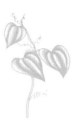

　　糖尿病是現代社會的常見病，有人稱之為「富貴病」。其實，糖尿病本身並不可怕，可怕的是由於人們對糖尿病的無知而導致糖尿病與許多疾病「勾結」，產生併發症。在糖尿病的治療過程中，醫生只是個引路人，治療關鍵還在於患者自己。患者對糖尿病的知識掌握越多，自我保健越好，治療效果就越好，壽命也就越長。因此，對於一般人及糖尿病患者來講，了解糖尿病知識就顯得相當重要。

## 脾虛失健，糖尿病的發病之本

　　中醫認為，脾虛乃糖尿病發病之本，為什麼這麼說呢？因為「脾主運化」，它的功能就是努力把食物的精華往上送，如果脾氣虛弱，不能如常運化水穀精微，失去「遊溢」與「散精」的作用，使食入之水穀鬱而化熱，又不能為胃行其津液而令胃陰不足，會導致陰虛燥熱，造成渴飲多尿的現象，由此生成的濕濁、瘀血和陰虛就是糖尿病滋生的「養分」。

　　濕濁是從哪裡來的呢？作為臟腑功能失調的病理產物，脾胃居於中焦，主運化水濕，脾胃虛弱，運化不利，水濕停聚，則濕濁內生；瘀血呢？事實上，瘀血與濕濁相似，既是臟腑失調的病理產物，又是變生它病的重要病機，一方面，脾胃為氣血生化之源，脾失健運，則宗氣乏源，鼓動無力則脈絡瘀阻；顧攝無力，則血液有離經之變。再從另一個角度說，瘀血阻絡，必然臟器失養，那麼，病即從生，阻於胸則生胸痹（冠心病），阻於腦則生

中風（腦梗死、腦出血），阻於目則生目疾（白內障、視網膜病變），阻於腎則見水腫（糖尿病、腎病），阻於四肢則生瘡癰（周圍血管病）等；至於陰虛，就是脾氣不能正常的運化水穀精微，失去「遊溢」與「散精」的作用，不能為胃行其津液，勢必累及胃陰不足，臨床表現為多食易饑、口渴甚及苔黃等症。正是因為糖尿病和脾胃的關係，人們才漸漸在探索病理根源的時候，有了這樣一種脈絡清晰的認識：濕濁、瘀血、陰虛均本於脾虛失健，為糖尿病發病之標。

從中醫經絡的角度講，上午九點到十一點是脾經當令的時間，但由於飲食結構的不適當，或運動太少及體力活動減少，精神緊張及心理壓力過大等因素，使得脾的工作壓力加大，造成脾氣被毀滅性耗損，臟腑功能失調而致使陰陽失衡，血糖逐漸攀升，這也是糖尿病發病的原因。因此，糖尿病患者飲食上要保持少葷多素的原則，黃入脾，建議以黃豆等豆類食品為主。再就是要持續運動，注意休息，將運動和充足的睡眠等相互配合調養，身體健康就會有很大的改觀。

在此為大家提供幾則有益於糖尿病的食療方：

### 玉竹粥

【原料】玉竹20克，白米100克，甜葉菊糖（不含糖）適量。

【作法】玉竹洗淨切片，加水煮汁去渣滓。白米洗淨，加玉竹汁及適量清水煮粥，將熟入糖，稍煮待溶即成。每日1次，連服5～6週。

【功效】滋陰潤肺，生津止渴。

### 冬瓜子麥冬湯

【原料】冬瓜子30克，麥冬10～15克，黃連5克。

【作法】水煎服。每日2劑。

【功效】用治消渴飲水不止、小便頻多之糖尿病患者。

### 番薯葉冬瓜湯

【原料】番薯葉150克，冬瓜（連皮）200克。

【作法】將番薯和冬瓜加水500CC，煮至冬瓜酥爛。分1～2次服。

【功效】適用於糖尿病。

### 素炒南瓜絲

【原料】嫩南瓜500克，菜油100CC，低鈉鹽5克，醬油15CC、豆瓣15克，泡海椒5克，蔥白、太白粉各10克。

【作法】將嫩南瓜洗淨，切成約5公分長的絲，放入低鈉鹽2克，拌勻；泡海椒和蔥白切成同樣長的絲；豆瓣剁細。菜油下鍋，燒至七分熱，放入豆瓣燒香，再放入南瓜絲和泡海椒、蔥白絲炒勻，放入低鈉鹽、醬油、太白粉，收濃起鍋即可。

【功效】南瓜性溫味甘，有補中益氣、解毒殺蟲、消炎止痛等功效。現代醫學研究證實，南瓜中所含的成分可促進人體內胰島素的分泌，改善糖尿病患者的症狀。

## 調治有方，按摩、刮痧、泡腳齊上陣

糖尿並在《黃帝內經》中早有記載：「脾脆，善病消」，這裡的「脾脆」，指的就是脾氣虛弱。歷代醫家對糖尿病的成因也頗有見地，如金代李東垣認為：「脾氣不足，則津液不能升，故口渴欲飲。」明・樓英《醫學綱目》認為：「飲食不節，勞倦所傷，以致脾胃虛弱，乃血所生病，主口中津液不行，故口乾咽乾。」

下面為大家提供三種歷代醫家常用的治療糖尿病方：

### 按摩療法

❶按壓天柱、肺俞、厥陰俞、肝俞、膽俞、脾俞、胃俞、腎俞、膀胱俞各30～50次，力道以脹痛為宜。

❷捏按足部的陰陵泉、三陰交、陽陵泉、足三里和手部的手

三里、曲池各穴位50～100次，力道稍重。

❸掐按手掌心的勞宮穴100次，力道稍重，以脹痛為宜。

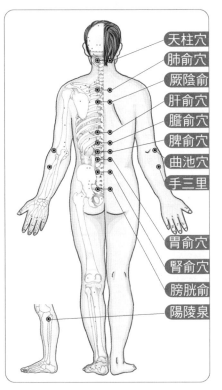

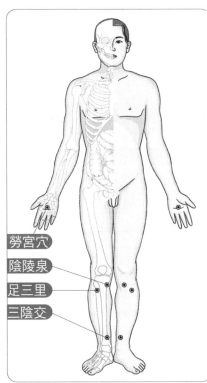

天柱穴
肺俞穴
厥陰俞
肝俞穴
膽俞穴
脾俞穴
曲池穴
手三里

胃俞穴
腎俞穴
膀胱俞
陽陵泉

勞宮穴
陰陵泉
足三里
三陰交

## 刮痧療法

❶**背部**：大椎、肺俞、肝俞、脾俞、腎俞、命門。

❷**腹部**：中脘、關元。

❸**上肢部**：曲池、太淵、魚際、合谷。

❹**下肢部**：足三里、三陰交、內庭、太溪、太沖。

養脾護胃嚴選治療：中醫圖解，快速養護氣血之源

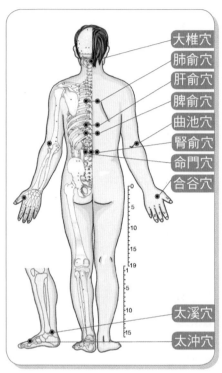

大椎穴
肺俞穴
肝俞穴
脾俞穴
曲池穴
腎俞穴
命門穴
合谷穴

太溪穴
太沖穴

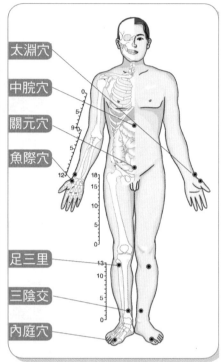

太淵穴
中脘穴
關元穴
魚際穴

足三里
三陰交
內庭穴

## 泡腳療法

### 皂刺伸筋草水

【配方】皂角刺30克，伸筋草、蘇木、川烏、草烏、穿山甲各10克。

【作法】將上藥加清水適量，煎煮30分鐘，去渣取汁，與2000CC開水一起倒入盆中，先薰蒸，待溫度適宜時泡洗雙腳，每天2次，每次薰泡40分鐘，14天為一療程。

【功效】清熱解毒，燥濕止痛。適用於糖尿病足部潰瘍、疼痛。

### 花粉知母水

【配方】花粉30克，知母25克，梔子、玄參、麥冬、天冬、白芍、赤芍、生地各15

克，黃芩、黃連各10克，金銀花20克。

【作法】將上藥加清水適量，煎煮30分鐘，去渣取汁，與2000CC開水一起倒入盆中，先薰蒸，待溫度適宜時泡洗雙腳，每天早、晚各1次，每次薰泡40分鐘，20天為一療程。

【功效】適用於陰虛燥熱型糖尿病，證見心煩、口渴、多飲、多食、多尿、燥熱、身癢、舌紅苔黃、脈洪數等。

### 🥄 黃耆黨參水

【配方】黃耆45克，黨參、蒼朮、山藥、玄參、麥冬、五味子、生地黃、熟地、牡蠣各15克。

【作法】將上藥加清水2000CC，煎至水剩1500CC時，澄出藥液，倒入腳盆中，先薰蒸，待溫度適宜時泡洗雙腳，每晚臨睡前泡洗1次，每次40分鐘，20天為一療程。

【功效】適用於氣陰兩虛型糖尿病，證見多飲、多尿、乏力、消瘦、抵抗力弱、易患外感、舌質暗淡、脈細弱。

# 防患於未然，把糖尿病消滅在萌芽之初

在日常生活中，我們應該怎樣預防糖尿病呢？這裡有幾個原則：

### 第一：養成良好的飲食習慣

無論有沒有糖尿病，健康的生活方式都需要控制飲食。糖尿病患者飲食宜選低糖、高蛋白、低脂肪及高纖維食品。控制主食（如米、麵、雜糧及糖）的攝入量。忌食過甜、過油及辛辣熱性食物，包括熱性補藥，如紅參、鹿茸、附子、肉桂、胡椒、生薑、桂圓、鹿肉等。平時可多食非糖類，如豆製品和蔬菜來補充營養，或用少吃多餐的辦法解決饑餓問題。

此外，由於糖尿病患者很容易會遇到低血糖，比起高血糖，低血糖更會損害你的健康。當發生低血糖時，要及時吃點小糖果、小餅乾、含糖飲料等東西。

### 第二：多運動

多運動對人體來說非常重要，因為脾主運化，也就是工作的，如果你不讓脾工作了，反而對它的損傷更大。根據自己的自身情況，保持合適的運動，切勿不定期地劇烈運動，那會導致血糖的不良波動。餐後最好能進行半小時的慢走，保持身心愉快。注意及時補水。喝礦泉水等等不含糖的飲料，千萬忌飲可樂等碳酸飲料，最好也不要去喝那些低糖、代糖的東西，木糖醇會讓你更想念甜味。患糖尿病的初始階段不要太在意指標，要在生活當中注意鍛鍊，吃好睡好，這樣病情就很容易得到改善。

### 第三：監測血糖

最好去購買一台個人的血糖機。一般大一點的藥店都會有血糖機出售，需要時請隨時監測你的血糖，不要等到上醫院時由醫生來為你開檢驗單。血糖隨時都在波動，好像股票期貨的行情。一旦覺得頭暈、發抖、心慌、出汗、眼前一黑等等不適，都最好馬上測試你的血糖。當你生病、身體受傷、發生過激的事後，都請多多測試血糖。更重要的是，將這些血糖測試的時間和測試的數值都記在同一個本子上。並且註明當時的特殊情況。相信我，這些資料將非常有用，去就診的時候帶給醫生看，慢慢地你自己也會看懂。

### 第四：聽醫生的話，做合適的藥物治療。

有的人需要口服藥物，有的人一開始就要打胰島素，請聽取醫生的建議。並且要明白，藥量絕不是固定不變的，有時候你需要多些，有時候需要少些，總之要看你的血糖情況。

### 第五，更關心自己

留意自己不適的感覺，不要讓自己受傷。養成每天洗腳時檢查腳部的習慣，重視每一個小傷口！參加體檢，最少每年一次，留意你的血管情況、心功能、腎功能、血壓、血脂等等。無論出現任何問題，去醫院時都請記得先告訴醫生，你是一個糖尿病患者。

### 第六：重視它，但不要以為它很了不起

任何人都會生病，**糖尿病雖然不能根治，但是可以控制，控制得好，糖尿病人可以跟正常人一樣長壽**。讓你的家人清楚地了解你的情況。告訴你信任的同事朋友。你可以在你的隨身口袋裡放上這樣的字條：我是一個糖尿病患者。如果發現我昏迷，請馬上幫我跟醫院聯繫。

### 第七，戒掉不良嗜好

抽菸有害健康。飲酒可以，但要適度，還要先了解哪些酒會對你造成不良影響。不同類的酒會對你起不同的作用，有的會讓你血糖升高，有的會讓你血糖變低。請測量你的血糖，一般來講，不管是吃東西還是喝東西，吃喝後大約2個小時，血糖變化最大。所以吃喝前測一下血糖，吃喝後2小時左右測一下血糖，可以幫助你掌握自己血糖的變化。很多酒的後續反應會很大。它會讓你的身體在第二天還被酒精影響。所以，請多多觀察了解自己。

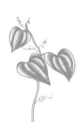

# 第二節
# 急性胃炎，病來如山倒

　　如果你有過急性胃炎的經歷，我相信那種痛苦、不適的感覺你一定還刻骨銘心，比如那撕心裂肺的腹痛，那翻江倒海的噁心嘔吐，那讓你全身都抽筋的腹瀉，那讓你恐懼甚至浮想聯翩的嘔血、便血，你一定難以忘懷，甚至想起來還會倒吸一口冷氣。那麼，下面就讓我們來認識一下急性胃炎的真面目，以做好預防和戰勝它的準備。

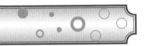

## 急性胃炎，都是誰招惹了你

　　急性胃炎是由多種原因引起的胃黏膜甚至胃壁的急性炎症。主要症狀為頻繁地嘔吐和腹瀉，其中某一症狀可能表現得特別明顯。起病時，患者腹部不適，以後發生腹痛、腹瀉和嘔吐；嘔吐也可首先出現。糞便一般為黃色、水樣，次數可能很多。有時糞便中有黏液、膿血（尤其是細菌性食物中毒時）。嘔吐有時甚為頻繁，可吐出食物，甚或膽汁。此外，患者有不同程度的頭痛、寒顫、發熱等全身症狀。檢查時，患者可有失水，腹部可有觸痛，但無肌肉痙攣，腸鳴音增加。病程一般為2～7天。

　　導致急性胃炎發病的因素很多，有化學或物理的刺激，也有細菌或其毒素引起。化學刺激主要來自烈酒、濃茶、咖啡、香料及藥物〔如水楊酸鹽製劑、吲哚美辛（消炎藥）、保泰松、糖皮質激素等〕，其中急性腐蝕性胃炎多是由吞服強酸、強鹼及其它腐蝕劑所致。物理刺激如過熱、過冷、過於粗糙的食物及X線照射均會損傷胃黏膜，引起炎性症狀。而進食細菌或其毒素污染的食

物，是導致急性胃炎最常見的一個病因。

　　治療的時候，首先應去除病因，即停止一切對胃有刺激的飲食和藥物，酌情短期禁食，或進流質飲食。同時給予對症治療。

　　下面為急性胃炎患者提供一則食療方：

### 🍲 馬齒莧煎野薺菜

【原料】馬齒莧、野薺菜各50克，白蘿蔔乾20克，生薑3片。

【作法】水煎服，每日1～2次。

【功效】清熱利濕。適用於溫熱型急性胃腸炎。

### 🍲 木棉花汁

【原料】木棉花30～50克，白砂糖適量。

【作法】用清水2碗半煎至1碗，去渣飲用。

【功效】利濕清熱。適用於急性胃腸炎。

### 🍲 火炭母燉豬血

【原料】鮮火炭母60克，豬血150～200克。

【作法】清水適量燉湯，用食鹽少許調味，飲湯食豬血，但要注意腸炎腹瀉者只飲湯，不吃豬血。

【功效】清熱解毒，消脹滿，利大腸。適用於急性胃腸炎。

### 🍲 連根韭菜湯

【原料】連根韭菜適量。

【作法】洗淨搗爛取汁約100CC，溫開水沖服，每日2～3次，連服3～5日。

【功效】溫陽袪寒。適用於虛寒所致的急性胃腸炎。

---

**溫馨提醒**

　　出現以下情況應立即就醫治療，內科醫師會根據病情，進行一些必要的檢查，如血、尿、大便的常規檢查，腹部超音波，腹部或胸部X光，心電圖等，如懷疑有外科或婦科情況時，醫生會請外科或婦科醫生會診，以明確診斷。

養脾護胃嚴選治療：中醫圖解，快速養護氣血之源

> 胃痛伴有嘔吐。
>
> 胃痛伴有發燒。
>
> 外傷後出現腹痛。
>
> 突發劇烈胃痛伴停經2個月左右。
>
> 胃痛伴面色蒼白、出冷汗、手腳冰涼。
>
> 突發的嚴重胃痛。

## 分型調治，中醫教你對症下藥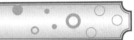

急性胃炎屬於中醫學「胃痛」、「嘔吐」、「噁心」等範疇，根據不同的病因，急性胃炎可分為四種類型，即外邪犯胃型、飲食停滯型、痰熱內阻型、瘀血阻絡型。

### ❶腸胃濕熱型：

常見症狀：起病急驟，噁心頻發，嘔吐吞酸，脘腹陣痛，瀉下急迫，大便不爽，糞色黃褐腥臭，舌苔黃膩，脈滑數。

方用葛根芩連湯加減，即用葛根30克，黃芩20克，炙甘草、黃連各5克，先煮葛根，水煎服，每日一劑。

### ❷寒濕阻滯型：

常見症狀：嘔吐清水，噁心，腹瀉如水，腹痛腸鳴，惡寒發熱，全身痠痛，苔薄白或白膩，脈濡。

方用藿香正氣散加減。即用大腹皮、白芷、紫蘇、茯苓（去皮）各30克，半夏曲、白朮、陳皮（去白）、厚朴（去粗皮，薑汁炙）、苦桔梗各60克，藿香（去土）90克，甘草（炙）75克，上藥共為細末。每服6克，用水150CC，加生薑3片，紅棗1枚，同

煎至100CC，熱服。如欲出汗，覆蓋衣被。

### ❸食滯胃腸型：

常見症狀：噁心厭食，得食愈甚，吐後反快，腹痛，瀉下穢臭，急迫不爽，瀉後痛減，苔厚膩，脈滑。

方用保和丸加減。即用山楂（焦）300克，六神曲（炒）、半夏（制）、茯苓各100克，陳皮、連翹、萊菔子（炒）、麥芽（炒）各50克，以上八味，粉碎成細粉，過篩，混勻，用水泛丸，乾燥，製成水丸；或每100克粉末加蜂蜜125～155克製成大蜜丸，即得。口服，水丸一次6～9克，大蜜丸一次1～2丸，一日2次。

### ❹脾胃虛弱型：

常見症狀：稟賦不足，素體脾虛，飲食不慎，即易吐瀉，大便溏薄，嘔吐清水，時作時休，伴有面色不華，四肢乏力，舌淡脈濡。

方用參苓白朮散加減，蓮子肉、薏仁、砂仁、桔梗各500克，白扁豆750克，白茯苓、人參、炙甘草、白朮、淮山藥各1000克，上為細末。每服二錢（6克），棗湯調下。

## 預防急性胃炎，精緻生活是關鍵

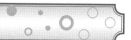

預防急性胃炎，我們應做到以下幾點：

第一：**禁食過冷、過熱、過於粗糙的食物。** 有些人並沒有吃不潔變質的食物，而是因為狼吞虎嚥地進食粗硬的食品或剛吃了熱氣騰騰的火鍋，又吃下一盒霜淇淋，使胃黏膜難以承受，發生了急性胃炎。

第二：**講究飲食衛生。** 不吃變質的食品，隔夜的食物一定

要蒸煮消毒後再吃，因為細菌和病毒感染是引起急性胃炎的最常見的原因。很多人都有吃了擱置太久的飯食後發生腹部不適、噁心，甚至嘔吐的經歷，這就是因為飯食擱置太長時間後有細菌繁殖，吃進胃中即引起了急性胃炎。

第三：**避免大劑量服用解熱鎮痛藥。**阿司匹靈、布洛芬等解熱鎮痛藥都有損壞胃黏膜的作用。有些患者因為某種病不得不服用大劑量的阿司匹林，這時應經常注意自己的大便情況，如發現黑便，要立即到醫院檢查。

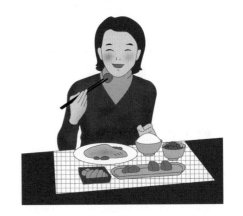

第四：**節制飲酒，不要飲過量的咖啡。**這些物質都會損傷胃黏膜。急性單純性胃炎要及時治療，癒後要防止復發，以免轉為慢性胃炎，久治不癒。

# 第三節
# 慢性胃炎，人體健康的「無聲殺手」

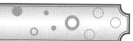

急性胃炎如果反覆發作，經久不癒，則會轉化為慢性淺表性胃炎；而慢性淺表性胃炎如果不及時治療，就有可能轉化為慢性萎縮性胃炎；慢性萎縮性胃炎，如不積極治療，就有轉化為胃癌的可能性。據國內報導，慢性萎縮性胃炎轉化為胃癌的可能性為4%～7.1%，國外報導為8.6%～10%。而慢性淺表性胃炎可引發尿毒症，小部分胃潰瘍患者也可轉化為胃癌。因此，面對慢性胃炎這一人體健康的「隱形殺手」，我們絕不可放任不管，讓其惡化下去。

## 解碼炎症，揭開慢性胃炎的面紗

慢性胃炎是指不同病因所引起的各種慢性胃黏膜炎症。臨床表現為上腹部慢性疼痛、消化不良、食欲不振、噁心、嘔吐、泛酸、飽脹、噯氣、納差、大便不調等。胃鏡檢查可見胃黏膜充血、水腫、糜爛、變薄。慢性胃炎還有明顯的遺傳傾向，例如父母患有慢性胃炎，其親生子女也容易患病，危險性為正常人的20倍。慢性胃炎的發病有明顯的家庭聚集現象，一家人常有幾個人同時患有慢性胃炎。

引起慢性胃炎的主要病因都有哪些方面呢？

第一：**進食太快**，食物咀嚼不充分（如有牙病時），攝取過於粗糙、過冷或過熱的食物也會引起慢性胃炎。

第二：**細菌、病毒及毒素感染**。這種情況多見於急性胃炎之後，胃黏膜病變經久不癒或反覆發作，逐漸演變成慢性淺表性胃

炎。

第三：**抽菸**。菸草中的主要有害成分是尼古丁，長期大量抽菸可使幽門括約肌鬆弛、十二指腸液反流、胃部血管收縮、胃酸分泌量增加，從而破壞胃黏膜屏障，導致胃黏膜慢性炎症病變。

第四：**刺激性藥物**。某些藥物如水楊酸製劑、皮質激素、洋地黃、消炎痛、保泰松等，都可引起慢性胃黏膜損害。

第五：**刺激性食物**。長期飲用烈酒、濃茶、咖啡，食用辛辣及粗糙食物，過饑或過飽等無規律的飲食方式，均可破壞胃黏膜保護屏障而發生胃炎。

第六：**精神因素**。由於心理不健康，長期處於精神緊張、憂慮或鬱悶狀態，可引起全身交感神經和副交感神經功能失衡。尤其是交感神經長時間處於興奮狀態，會導致胃黏膜血管舒縮功能紊亂，使胃黏膜血流量減少，破壞胃黏膜屏障，久而久之就會形成胃黏膜慢性炎症反應。

## 多管齊下，中醫辨證施治慢性胃炎

中醫認為，慢性胃炎屬中醫學「胃脘痛」、「痞滿」、「吞酸」、「嘈雜」、「納呆」等範疇。多因長期情志不遂，飲食不節，勞逸失調，導致肝氣鬱結，脾失健運，胃脘失和，日久中氣虧虛，從而引發種種症狀。

根據胃「喜潤惡燥」的特點，對胃病的治療，《臨證指南醫案‧脾胃》指出：「所謂胃宜降則和者，非用辛開苦降，亦非苦寒下奪，以損胃氣，不過甘平或甘涼濡潤以養陰，則津液來復，使之通降而已矣。」中醫根據不同的類型，提出了不同的食療調治方：

❶**食滯傷胃型：**

常見症狀：食積胃脘，脹滿痞痛，噁心嘔吐，噯腐吞酸，大便祕結有腐敗異臭，舌質紅，苔厚黃膩，脈象弦滑。

方用白朮茯苓湯。即用白朮、茯苓各12克，山楂、神曲、雞內金、麥芽、炒萊菔子各15克，木香、厚朴、半夏、陳皮、枳實、大黃（另包後下）各10克，生薑5片。每日1劑，水煎服。

## ❷胃陰虧虛型：

常見症狀：胃脘灼熱疼痛，嘈雜不適，雖饑而納差，口乾口渴，大便艱澀，舌質紅有裂紋，舌苔光剝或少苔，脈象弦細數。

方用蒲公英沙參湯。即用蒲公英、白花蛇舌草各30克，北沙參、玉竹、白芍、全栝樓各15克，麥冬、天花粉、草決明、草石斛、山楂各12克，川楝子、醋元胡各10克，甘草6克，每日1劑，水煎服。

## ❸熱邪犯胃型：

常見症狀：胃脘灼熱疼痛，嘈雜易饑，口苦咽乾，泛吐酸苦水，便祕，舌質紅，苔薄黃，脈象弦細。證屬熱邪犯胃、中焦鬱滯，治療宜疏利中焦、清熱和胃。

方用敗醬草佛手湯。即用蒲公英、敗醬草各30克，白花蛇舌草、白芍各15克，枳殼、佛手、連翹、黃芩各10克，海螵蛸、煆瓦楞子各12克，黃連、吳茱萸各6克，每日1劑，水煎服。

## ❹瘀滯傷胃型：

常見症狀：胃脘刺痛或鈍痛，痛處拒按，時感胃部灼熱嘈雜，納差，舌質暗紫有瘀斑，苔薄黃，脈象澀滯。

方用丹參半枝蓮湯。即用丹參、蒲公英各30克，白花蛇舌草、半枝蓮各20克，香附、元胡各12克，三稜、莪術、五靈脂、蒲黃、川楝子、烏藥各10克，砂仁6克。每日1劑，水煎服。

### ❺胃陰不足型：

常見症狀：胃脘隱痛，嘈雜，饑不欲食，口燥咽乾，大便乾結，舌紅少苔，脈細數。治療宜養陰生津、理氣和胃。

方用養胃湯加味。即用沙參、麥冬、石斛、玉竹、白芍各10克，太子參、佛手各15克，陳皮、甘草各6克。水煎服，每日1劑。

## 按摩療法

❶按壓肩井穴、肝俞、脾俞、胃俞、三焦俞各30～50次，力道稍重，以脹痛為宜。脾俞、胃俞是胃病的特效穴，對急性胃炎、慢性胃炎、胃下垂、胃疼、食欲不振、消化不良等症狀有很好的療效。

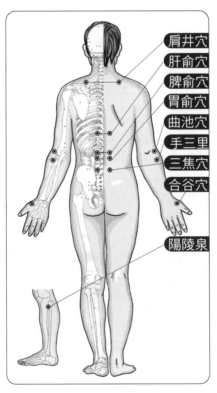

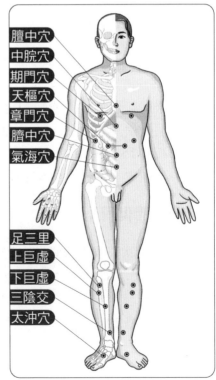

❷揉按章門、期門、臍中、氣海、膻中、中脘、天樞各30～50次。力道輕柔平緩。其中章門穴對消化系統疾病有很好的療效；中脘是胃部中心的重要穴位，應反覆刺激此穴。

❸按壓曲池、手三里、三陰交、陽陵泉、足三里、上下巨虛各穴位50次，力道以酸痛為宜。其中手三里、足三里可緩解因胃病所帶來的不適症狀。

❹掐按合谷、太沖各30～50次，力道適中，以脹痛為宜。

## 刮痧療法

❶背部：脾俞、胃俞、膈俞、肝俞、膽俞、三焦俞、腎俞、氣海俞、大腸俞。

❷腹部：中脘、天樞。

❸下肢部：足三里、陰陵泉。

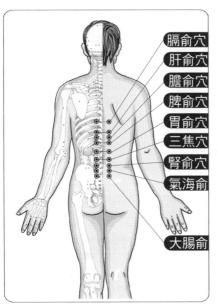
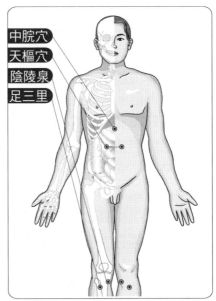

膈俞穴
肝俞穴
膽俞穴
脾俞穴
胃俞穴
三焦穴
腎俞穴
氣海俞
大腸俞

中脘穴
天樞穴
陰陵泉
足三里

**溫馨提醒**

　　鮮薑、白糖治胃寒痛：鮮薑500克（細末），白糖250克，醃在一起；每日3次，飯前吃，每次吃1勺（普通湯匙）；持續吃一星期，一般都能見效；如沒徹底好，再繼續吃，直至好為止。

　　白酒燒雞蛋治胃寒痛：高粱酒50克，倒在盤裡，打1個雞蛋，把酒點燃，酒燒乾了雞蛋也熟了，早晨空胃吃。輕者吃一、二次可癒。注意雞蛋不加任何調味料。

# 消除胃炎，從生活中的小事做起

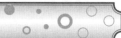

　　有人說：有病找醫生，健康靠自己，生命是要靠我們自己來掌握的。因此，在健康之路上，我們一定要先做好預防工作，把疾病消滅在萌芽之初。那麼，如何做好慢性胃炎的預防工作呢？

　　第一：**適當進行體能鍛鍊**，尤其是進行腹部鍛鍊，以增強胃的蠕動能力，改善消化功能。這裡要教給你的一招就是「摩腹散步法」，即散步時搓熱兩手，按摩上下腹部。在做的過程中，盡可能配合呼吸和意念，吸氣的時候，微閉眼，用右手對著肚臍空轉，意念將宇宙中的真氣能量向臍中聚集，以感覺溫熱為準。而呼氣的時候，去除雜念，意念注於肚臍，每次半小時以上，久之則凝神入氣穴，穴中真氣發生，感覺有一個小太陽越轉越大，越轉越炙熱，這樣就會使人體胎息慢慢得以啟動。此法若能長期持續，對調整脾胃功能、促進食物的消化吸收、防治消化不良和慢性胃腸疾病大有益處。

　　第二：**維持有規律的生活和良好的飲食習慣。**慢性胃炎患者在病情發作或加重期間大多自覺注意飲食，不敢有所懈怠，然而一旦病情好轉，就禁不住美食誘惑，導致胃炎的再次發作或加重。

第三：**保持樂觀的情緒**。我們知道，長期緊張、精神憂鬱或憤怒、恐懼或心情苦悶、憂思鬱結，往往會引起或加重胃病。各種脾胃病的發生都與精神因素有關，所以做好心理調節、培養良好的情緒，對於脾胃病患者的保健非常重要。在生活和工作中，只要常常保持情緒樂觀、豁達大度、精神飽滿，不要為一點小事耿耿於懷，悶悶不樂，生活節律不要過分緊張，在突發事件面前不要悲觀失望、痛不欲生，也不要為某些事情思慮太過，輾轉難眠，就可以使脾胃的生理功能保持正常，免受胃病之苦。

第四：**盡量避免服用解鎮痛類藥物，如阿司匹林、鎮痛片等**。如必須服用，則應在飯後服，並適當加服胃黏膜保護劑如硫糖鋁等，以減少對胃的刺激。因為這些藥物可破壞胃黏膜屏障，降低胃黏膜對有害刺激的抵抗力。

第五：**留心氣候變化，尤其要注意腹部及下肢的保暖**。腹部及下肢的溫度影響胃部的血流，胃血流供應豐富，胃黏膜的營養充足，胃黏膜就會有足夠強的抵抗力。

第六：**及時治療相關的疾病，如慢性咽炎、牙齦炎、副鼻竇炎等**。當口腔、鼻子、咽喉有慢性炎症時，被吞嚥到胃裡的細菌和毒素能引起慢性胃炎。因此，要積極治療這些疾病，預防慢性胃炎的發生。

所以，中醫養生上有「無犯胃氣」之說。胃氣是胃的功能展現。胃的接受、盛納水穀和腐熟（初步消化）水穀，都是胃氣的作用。其他臟腑必須獲得水穀的精氣，才能維持其功能。所以，在處方用藥時，必須注意到不要損害胃氣。例如，用苦寒藥或瀉下藥過度，能損害胃氣，使用時必須掌握分寸。但這是一般的原則。如果病邪足以損害胃氣，必須使用苦寒藥或瀉下藥時，那也應當放手使用，這也正是為了保護胃氣。

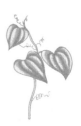

# 第四節
# 胃下垂，讓你想吃不敢吃

有這樣一句精典台詞：上頓陪，下頓陪，終於陪出了胃下垂。從養生的角度來講，這句話還真蘊藏著一定的科學道理。暴飲暴食，飲食不規律，過度食用寒涼及辛辣食物，長期或過度飲酒等不良生活方式都會導致胃黏膜損傷，減損胃的自我修復能力，引起胃下垂。那麼，什麼是胃下垂呢？它有哪些症狀？導致胃下垂的因素都有哪些呢？如何防治胃下垂呢？

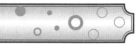
## 摸清胃下垂的「底細」

**胃下垂是指因為胃功能紊亂失常，導致胃的肌肉和韌帶鬆弛而引起的胃下移。** 在正常情況下，胃對食物的完全消化即排空能力在4個小時左右，而患了胃下垂的病人胃部的排空能力變弱，排空時間大幅度延長甚至對沉積在胃底部的食物無法排空，嚴重者胃部會下垂到盆腔，從而引起排便不暢。除此之外，胃下垂患者還會有以下症狀：

❶胃下垂患者進食後發生腹部牽引感及腰痛；不能多吃，稍微吃一點東西就有飽腹感。

❷胃下垂患者每次進食後有飽脹、壓迫的感覺，腹部似有物下墜，經常噯氣，推腹可聽見腹內有水振動的聲音。

❸由於胃下垂患者稍食即飽，食欲減退，運動使症狀加重而不思活動，久而久之體質日趨虛弱，常伴有神經衰弱和便祕等。

❹食後稍走快一點就會發生腹痛，但稍稍休息症狀即可消失；吃飽以後，肚臍下面明顯凸出，而肚臍上面原來胃的地方反

而凹陷下去，躺平以後，腹部的不適感可大大減輕或消失。

❺長期胃下垂患者，可伴有眩暈、乏力、直立性低血壓昏厥、體乏無力、食欲差等症狀。

研究證實，導致胃下垂的主要原因是暴飲暴食、饑飽失常、經常喝冰鎮飲料或吃辛辣食物等不良的飲食習慣。經常穿非常緊的馬甲或束很緊的腰帶，以及常常壓迫胸部和上腹部，也能造成胃下垂。長期服用瀉下通便藥物，破壞胃腸正常生理功能，使消化吸收功能遭到破壞，也會導致胃下垂。還有一些細菌感染、遺傳疾病及藥物對胃黏膜造成損傷後，也會引起慢性胃炎、胃下垂。此外，氣候的變化也容易引起胃下垂。尤其到了春秋季節，節氣交換的時候，風寒會乘虛而入，引起腹痛、胃痙攣等，從而間接引起胃下垂。

## 治療胃下垂，中醫有妙方

下面我介紹兩個治療胃下垂的中醫處方：

### 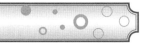半夏長麻治胃下垂

半夏10克，升麻10克，乾薑2克，黨參30克，炙甘草3克，川三七3克，黃邊6克。用水煎服，每日1劑，分3次飯前服，4週為1個療程。此品具有升陽補氣，調理寒熱之功效。主治胃下垂。適宜於寒熱夾雜，氣虛陽陷者。

### 升麻石榴皮治胃下垂

升麻（研粉）適量與石榴皮（鮮品，數量不拘，以黏結成塊為準）搗爛，製成1枚直徑1公分的藥球，置於患者神闕穴（肚臍），膠布固定。患者取水準臥位，將水溫60℃的熱水袋熨敷肚臍，每次半小時以上。每日3次，10日為1個療程。本方具有升陽、發表、透疹、解毒之功效，主治胃下垂。使用此方需要注意的是，熨敷以飯前為宜，治療期間不暴飲暴食，避免情緒波動。高

血壓、冠心病、甲狀腺機能亢
進、早期妊娠、咯血患者忌用

本方。

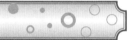

## 科學養生的「八大注意事項」

田小姐最近經常感到胃部不適，並時有噁心、頭暈、胃部下墜的感覺，到醫院檢查後才發現原來得了胃下垂。腸胃功能一向感覺自我良好的她感到非常奇怪，經醫生診斷後才知道原來是與減肥過度有關。減肥怎麼會導致胃下垂呢？其實，正常的減肥並不會引起胃下垂，但若是減肥過度，便會導致胃部功能的紊亂，進而引發胃下垂。在醫生的建議下，她開始調理自己的飲食及起居習慣，現在她的病已經完全好了。細問其養生經，她歸結出了以下幾方面的經驗：

**第一：營養均衡。**

胃下垂患者要注意飲食中脂肪偏低一點，因為脂肪特別是動物脂肪在胃內排空最慢，從而加重胃的負擔。而蛋白質食物應略有增加。

**第二：飲食清淡、宜消化。**

食物乾硬或質地偏硬，進入胃內不易消化，還可能損傷胃黏膜而使胃炎發生率增高，因此胃下垂患者平時所吃的食物應細軟、清淡、易消化。主食以軟飯為佳，麵條要煮透煮軟，少吃又厚又硬的生麵條；副食要剁碎炒熟，少吃生冷蔬菜。但應注意的是，魚肉不可過熟，因為魚肉在半生時最嫩、最易消化，對胃的負擔最小。

**第三：少食多餐。**

胃下垂患者消化功能減弱，過多的食物入胃，必然會滯留於胃而引起消化不良，所以，胃下垂患者飲食調理的第一要求便是每次用餐量宜少，但次數可增加，每日4～6餐為宜。蔬菜宜多，主餐宜少。

### 第四：細嚼慢嚥。

胃下垂患者的胃壁張力減低，蠕動緩慢，如果吃飯時狼吞虎嚥，食物就會填在胃中，口腔對食物的咀嚼過程會反射性地刺激胃的蠕動，增強胃壁張力，所以胃下垂患者的用餐速度要相對緩慢些，細嚼慢嚥以利於消化吸收、增強胃蠕動和促進排空速度，緩解腹脹不適。

### 第五：少些刺激。

刺激性強的食物如辣椒、薑、過量酒精、咖啡、可樂及濃茶等，可使胃下垂患者的反酸、胃食道逆流症狀加重，因而這些食物應盡量少吃少喝。

### 第六：防止便祕。

胃下垂患者因胃腸蠕動比較緩慢，容易發生便祕，而便祕又會加重胃下垂。所以，患者應特別注意防止便祕，日常飲食中多調配些瓜果蔬菜。如果已出現便祕，可在清晨喝杯淡鹽水，睡前喝杯蜂蜜，以緩解和消除便祕。

### 第七：忌久站和劇烈運動

飯後宜半平臥半小時，臥床宜頭低腳高，可以在腳下墊兩個枕頭，另外，應盡量減少房事次數，因為性生活對體質衰弱者是較大負擔。

### 第八：多進行體能鍛鍊

平時應多進行體能鍛鍊，運動量可由小變大。例如，每天做倒立或仰臥起坐2～3次，每次10分鐘。使胃部肌肉保持一定的緊張力。

另外，胃下垂患者可以自己量身定做一個腹帶或是胃托，都能產生輔助作用。

# 第五節
# 消化道潰瘍，讓你花錢又受罪

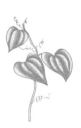

消化性潰瘍是消化道黏膜發生潰瘍而引起的疾病，又稱胃及十二指腸潰瘍。本病症狀輕重不一，輕者可無症狀，重者以長期性、週期性和節律性中上腹痛為主，同時可伴有唾液分泌增多、反胃、吐酸水、噯氣、噁心、嘔吐及失眠、緩脈、多汗等症狀。腹痛具有長期反覆發作的特點，整個病程平均6～7年，有的可長達10多年甚至更長。上腹痛呈反覆週期性發作，是該病的又一特徵，尤以十二指腸潰瘍更為突出。消化性潰瘍不會引起死亡，但對其併發症（主要為出血、潰瘍病穿孔）若不及時處理，可導致2.5%～8.0%的病死率，其不僅嚴重危害人體健康，而且給社會、家庭也會帶來沉重的經濟、身心負擔。

## 中醫辨證治療，幫你把潰瘍癒合

中醫學認為，脾胃功能的強弱，直接關係到人體生命的盛衰。脾胃功能好，則人體營養充足，氣血旺盛，體格健壯；脾胃虛弱，則受納運輸水穀失職，人體所需營養不足，以至身體羸弱，疾病叢生，影響健康和長壽。所以，在治療消化道潰瘍時，中醫講究脾胃調和，後天水穀精微充盛則人和。

中醫採取辨證施治的方法治療消化性潰瘍：

### 第一：脾胃虛寒型

表現為胃痛隱隱、喜溫喜按、空腹甚痛、飯後痛減、泛吐清水、神疲乏力，甚則手足不穩、大便溏薄、舌淡苔白、脈虛弱或遲緩。治宜健脾益氣、溫陽散寒。

方用紅花5克，蜂蜜與紅糖適量。先將紅花放在保溫杯中，以沸水沖泡，蓋泡10分鐘，再調入蜂蜜與紅糖適量，趁熱頻頻飲用。可和胃利腸，止痛袪瘍，主治消化性潰瘍。

或者取鹿肉120克，胡椒10克，陳皮6克，生薑15克。將鹿肉洗淨、切塊、起鍋下鹿肉爆乾水，取出；然後下少許油、薑，再下鹿肉爆至香氣大出，取出備用。把胡椒、陳皮、生薑洗淨，與鹿肉一起放入鍋內，加清水適量，大火煮沸後，小火煮1～2小時，調味即可。隨量飲湯食肉。此品溫中助陽、散寒止痛。適用於潰瘍病、慢性胃炎等所引起的脘腹冷痛。

### 第二：肝瘀氣滯型

表現為胃脘及兩脇疼痛。情志不暢則加重，胸悶、噯氣、納少、泛酸、苔薄白、脈弦。治宜疏肝和胃、理氣止痛。

方用陳皮30克，雞蛋白90克，先將藥物用水洗淨，然後放於火上焙乾，研成細粉，和勻，用開水沖服，每日3次，每次服3克。

或者取蘆薈葉3片，去刺，細搗，加其一倍的高粱酒和四分之一高粱酒量的蜂蜜，放置20天後便成蘆薈酒。蘆薈酒越陳越好。1次1小酒杯，1日服3次。長期服用，可根治消化性潰瘍。

### 第三：血瘀型

表現為上腹刺痛，疼痛部位固定，用手按痛加重，有時可吐血或解黑大便，舌質黯紫色，有的可出現瘀斑。治宜活血化瘀、通絡和胃（如果程度嚴重應及時找醫生診治，以免發生潰瘍穿孔或出血而延誤病情）。

方用烏賊骨30克，大貝母30克，乳香12克，沒藥12克，三七6克，將上藥共研成細粉，和勻，每次3克，每日2次，白開水送服。

或者取雞蛋殼、延胡索各等份，共研細末。每次服5克，每日2次，用白開水沖服。此品治消化性潰瘍之吐酸、疼痛。

# 按摩、拔罐、刮痧，各顯神通效果佳

**第一：穴位按摩部位及手法**

❶單食指扣拳，點按圖中各穴位，按揉30～50次，力道稍重，以局部脹痛為宜。10天為1個療程，每日2次。

❷用拇指揉壓胃、十二指腸、大腦、脾反射區30～50次。

❸食指刮壓膀胱、輸尿管、肺、直腸、小腸、升結腸、盲腸30～50次，力道適中。

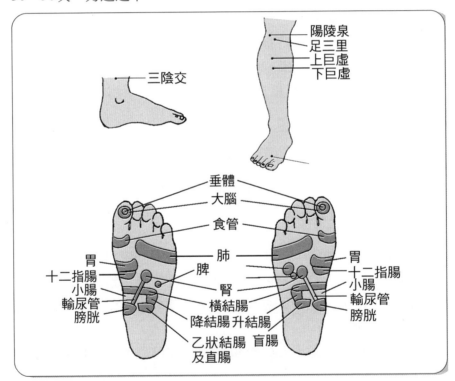

**第二：拔罐部位及方法**

**選穴**：肝俞、脾俞、胃俞、中脘、梁丘、足三里穴。

**方法**：取上穴，採用單純火罐法吸拔穴位，留罐10分鐘。亦可在上述穴位施行刺絡罐法，先以三稜針點刺穴位，然後將火罐

吸拔在點刺穴位上，留罐5分鐘，每日1次。

　　此外，也可在患者背部脊柱第七胸椎至第十二胸椎旁開1.5寸處，按壓尋找壓痛點，然後用閃火法將罐吸拔在壓痛點處，留罐15分鐘；或用藥罐，即在罐內先盛貯生薑汁（約佔罐的1/3），再緊扣在壓痛點上，然後按抽氣罐操作方法，抽去空氣，使罐吸在皮膚上，留罐5～10分鐘，隔日1次。

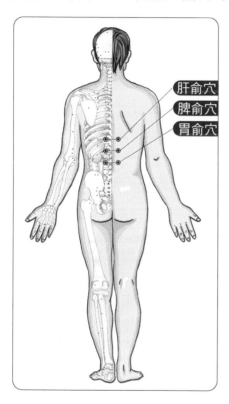
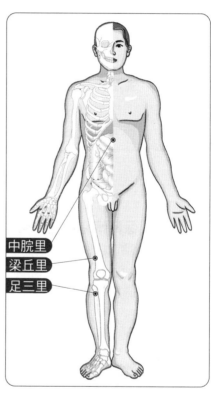

肝俞穴
脾俞穴
胃俞穴

中脘里
梁丘里
足三里

**第三：刮痧療法**

❶**肩背部**：肩井、脾俞、胃俞。

❷**胸腹部**：膻中、中脘、天樞、章門。

❸**上肢部**：手三里、內關、合谷。

❹**下肢部**：足三里。

## 消化性潰瘍，健康生活防治有招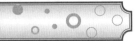

　　消化性潰瘍的發病與我們的生活方式、生活習慣有著重要關聯，要預防它的發生，應做好以下幾個方面：

### 第一：糾正和改變自己不良的嗜好

　　如酗酒、嗜菸、濫用藥物等。如果我們能夠保持正確的生活方式，加強自我保健意識，注意正確合理安排飲食，避免精神緊張，那麼自己的健康就有了相當的保障。

### 第二：生活要有規律

　　消化性潰瘍患者生活要有一定規律，不可過分疲勞，勞累過度不但會影響食物的消化，還會妨礙潰瘍的癒合。一定要注意休息，生活起居要有規律。潰瘍病發作與氣候變化有一定的關係，潰瘍病人一定要注意氣候的變化，根據節氣冷暖，及時添減衣被。

### 第三：保持情緒穩定，精神愉快

　　消化性潰瘍是一種典型的身心疾病，心理因素對潰瘍影響很大。精神緊張、情緒激動或過分憂慮對大腦皮層產生不良的刺激，使得丘腦下中樞的調節作用減弱或喪失，引起植物神經功能紊亂，不利於食物的消化和潰瘍的癒合。保持輕鬆愉快的心境，是治癒消化性潰瘍的關鍵。

### 第四：飲食要有規律

　　確保營養的供給，避免刺激性食物，供給適量的脂肪及膳食纖維。在潰瘍病急性活動期飲食溫度要適宜，勿過燙過冷，以防刺激潰瘍部位。

# 第六節
# 胃癌，蠶食人體生命的惡魔

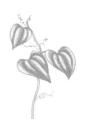

脾胃對於人體健康，很多時候就像是富家小院的院牆，這院牆要是倒了，則可能有盜賊光顧。對於富家小院而言，如果牆倒了，錢財可能受損，那麼，對於人體而言，流逝的就是健康。胃癌，是蠶食人體生命的惡魔。

## 脾胃康健有妙方，中醫給你指點迷津

早期胃癌症狀輕微。大多數人有不同程度的上腹部不適或疼痛。全身一般情況均好，在普查中發現的早期胃癌可無症狀。中晚期胃癌幾乎都有症狀，常見的症狀是上腹部疼痛和不適。疼痛常無規律，持續時間較長，可發生在進餐時，可出現在胃部的不同部位，表現的程度和性質也可不同。有些病人可觸及硬塊，可轉移腹腔而出現腹水、癌性腹膜炎，可向鎖骨上、肝臟、骨骼等處轉移，可出現有關疼痛、黃疸等症狀，病人可有不同程度食欲不振、貧血。

發生在幽門區的潰瘍型胃癌，疼痛可和潰瘍病相似，而在胃底部的癌則症狀較輕，或無症狀。賁門癌可引起吞嚥困難，幽門癌可致幽門梗阻而嘔吐，癌腫糜爛出血，可出現嘔血或黑便，出血時間可相當長，在出血10日後，仍持續大便潛血陽性。

那麼，如何對脾胃這堵牆進行完善和加固，以便讓人體健康不受損傷呢？下面從經絡保養、飲食、生活習慣等角度，雙管齊下進行一個綜合調治。

**第一：輕鬆「捏」出胃健康**

所謂捏，指的是一種利用經絡保養的手法，對此，大家都有意會，這裡需要明確指出的是位置和方法。捏指的是「捏小腿」。具體位置，可確定在小腿肚內側1/3處的肌肉部分（腓腸肌內側緣）。具體方法是「用手捏住上述部分肌肉，拇指與四指相對，稍用力按捏，以自覺有較強的痠痛為準。自上而下按捏，再自下而上按捏。一般以各15～30次為宜。根據疼痛情況，酌情加減。每日可進行1～3次。

　　為了打消部分人的疑惑，這裡還有必要給你簡明扼要說說為什麼捏這裡就管用的道理。從中醫角度看，小腿肚內側係足太陰脾經、足厥陰肝經和足少陰腎經循行之處，足太陰脾經與脾胃相聯，故按捏這一部位能治療胃之疾患。尤其對急性發作的胃痛效果較好。慢性胃病發作時，運用此法也同樣有效。但要提醒的是，在按捏的過程中，應有揉的動作──痠痛感強，止痛效果好，不可因怕有痠痛感而不用力。

　　需要特別說明的是：這種方法適用於一般胃病，至於胃潰瘍病穿孔或急性胰臟炎等急性劇烈的腹部疼痛，應立即去醫院診治。

### 第二：養好習慣養好胃

　　很多人都有這樣的現象，即一覺睡醒後，翻身起床總會感到頭暈腦脹，身體發熱，還伴有噁心想嘔吐的感覺。其實，這種情況是屬於脾濕外感型脾胃疾病。風為百病之長，就一般而言，此屬於外感病多因風邪侵襲而生，所以，可用平胃散加杏仁、葛根、藿香、桂枝、羌活、防風等辛散祛風和胃的良品，一同服用。既祛表之風邪，又散胃中之濕濁。對於生活而言，**教你一招可以邊走路邊鍛鍊，甚至是邊工作的時候也可以邊養生的方法──叩齒法。即全身放鬆，口唇輕閉，然後上下牙齒有節律地互相輕輕咬合36次即可。**

　　再比如，有的人屬脾胃濕熱型疾病，所以，在日常生活中總是突然感覺胃部疼痛，同時還伴有口乾、食欲不佳、小便色黃、

大便不暢等症狀。在治療上，可以用冬瓜皮，使濕祛熱清、脾胃安和。濕熱下痢多用葛根芩連湯服用；若出現黃疸之症，可用茵陳五苓散。如果你喜歡喝粥，則可以將冬瓜皮剁碎後與米粥同煮，每天早晚食用。

## 小食物大健康，善用飲食幫你緩解胃癌

對於飲食，很多人的作法就是找到什麼吃什麼，急於填飽肚子。這類作法其實是很傷害健康的，因為有些食物是不宜空腹食用的，即使年輕，即使健康，你的胃總有承受不起的時候。再說，也是一種健康的透支。舉例說：牛奶、豆漿需要配合點心、麵餅等食品同食，或餐後兩小時再喝，否則蛋白質將「被迫」轉化為熱能消耗掉，無法發揮營養滋補作用，優酪乳也是如此，如果飯後兩小時飲用，或睡前喝，既有滋補保健、促進消化作用，又有排氣通便作用，反之其保健作用大幅度減弱。此外，優酪乳、白酒、茶、山楂、桔子、香蕉、糖、柿子、番茄、白薯、大蒜、冷飲等也不適宜在空腹吃喝。

下面為胃癌患者提供幾款調治食療方：

### 乾薑麥芽湯

【原料】乾薑20克，麥芽20克。

【作法】將乾薑洗淨，麥芽炒熟，兩者同置鍋中，加清水500CC，急火煮開約5分鐘，改小火煮約20分鐘，濾渣取汁，分次飲用。

【功效】本方健脾和胃、溫中散寒，適用於胃脘作痛、喜溫惡冷、嘔吐清水的胃癌患者。

### 山藥龍眼湯

【原料】山藥20克，龍眼肉20克。

【作法】將山藥、龍眼肉洗淨，同置鍋中，加清水500CC，急火煮開約5分鐘，改小火煮約20分鐘，分次服用。

【功效】本方可溫補脾腎、散

寒止痛。適用於胃脘冷痛、喜按喜溫、嘔吐清水的胃癌患者。

### 茯苓香菜飲

【原料】茯苓20克，香菜10克。

【作法】將茯苓洗淨，搗碎，香菜洗淨。將2味同置鍋中，加清水500CC，急火煮開約3分鐘，改小火煮約20分鐘，濾渣取汁，分次飲用。

【功效】本方具有健脾和胃、行氣降逆的功效。適用於胃脘作脹，時時作痛、噯氣陳腐，嘔吐反胃的胃癌患者。

### 枸杞百合飲

【原料】枸杞20克，百合20克。

【作法】枸杞、百合分別洗淨，同置鍋中，加清水1000克，急火煮開約3分鐘，改小火煮約20分鐘，濾渣取汁，分次飲用。

【功效】本方清熱養陰，適用於胃脘刺痛拒按、口乾舌紅的胃癌患者。

## 抗擊胃癌，綜合調理打贏「保胃戰」

　　胃癌的發生與環境因素有密切關係，如食鹽是外源性胃癌誘發因素；食物本身或受加工、烹飪的影響可能令有致癌物質或者其前身，在體內透過代謝或胃內菌群的作用轉化為致癌物質（如鹽醃、烹製食品、油煎食物、發黴食物等）；飲食習慣及新鮮蔬菜、水果、牛奶的缺乏或攝入不足；抽菸等均能增加患胃癌的危險性。內因主要包括遺傳因素和癌前病變，如慢性萎縮性胃炎、胃息肉、殘胃、胃潰瘍、腸上皮化生等病。

　　那麼，如何果斷甩掉「胃癌」這個「尾巴」的呢？具體說來，主要有以下幾點：

### 第一：養成良好的飲食習慣

　　如細嚼慢嚥，規律進食，不暴飲暴食，不吃硬、過燙食品。

少吃或不吃鹽醃、煙燻、油炸和烘烤食物如鹹魚、火腿、臘肉等鹽醃食品均含有較多的鹽，有損胃黏膜的完整性，同時這些食物在製作過程中可使致癌物質3-4苯並芘含量增加而促進胃癌發生。多吃乳製品、新鮮蔬菜、水果、果漿等，因為這些食品中含有豐富的維生素C和維生素A等營養物質，具有一定的防癌作用。另外，多吃大蒜對胃癌也有一定的預防作用。

### 第二：不抽菸、少飲酒

抽菸能誘發肺癌已引起人們的共識。同樣，抽菸與胃癌也有一定的關係，煙霧中含有多種致癌或促癌物質，是食道癌和胃癌的病因之一。酒精本身雖不是致癌物質，但烈性酒會刺激胃黏膜，損傷黏膜組織，促進致癌物質的吸收，如果飲酒同時抽菸，其危害性更大。因為酒精可增強細胞膜的通透性，從而加強對煙霧中致癌物質的吸收。

### 第三：保持精神愉快

精神心理因素對癌的發生有重要影響。中醫有「噎膈是神思間病，多屬憂思鬱怒所致」。美國醫學家也透過動物實驗證明精神刺激對癌的發生有促進作用，所以保持精神愉快、心情舒暢、少發怒等是防癌的重要原則。

### 第四：加強體能鍛鍊

俗話說：「生命在於運動」，經常進行體能鍛鍊可以增強人體的抗病能力，如打太極拳、各種體操、保健按摩、體育活動等，以達強身健身、防病治病之目的。

**溫馨提醒**

胃癌有明顯的家族聚集性。研究證實，胃癌病人親屬中胃癌的發病率比對照組高4倍。因此，有脾胃病家族遺傳史的人，為了自己的脾胃健康，一定要改變自己以前的不良生活方式，使自己的身體走向健康的康莊大道。

# 健康養生小百科好書推薦

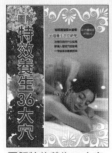

圖解特效養生36大穴
NT：300（附DVD）

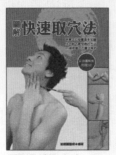

圖解快速取穴法
NT：300（附DVD）

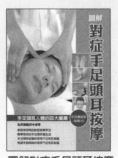

圖解對症手足頭耳按摩
NT：300（附DVD）

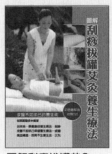

圖解刮痧拔罐艾灸
養生療法
NT：300（附DVD）

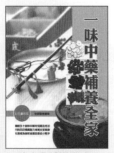

一味中藥補養全家
NT：280

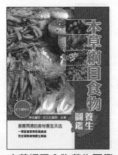

本草綱目食物養生圖鑑
NT：300

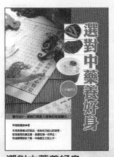

選對中藥養好身
NT：300

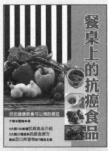

餐桌上的抗癌食品
NT：280

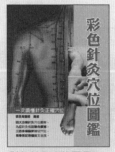

彩色針灸穴位圖鑑
NT：280

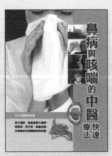

鼻病與咳喘的中醫
快速療法
NT：300

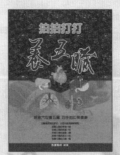

拍拍打打養五臟
NT：300

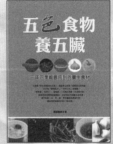

五色食物養五臟
NT：280

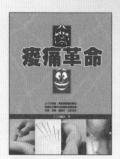

痠痛革命
NT：300

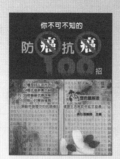

你不可不知的防癌
抗癌100招
NT：300

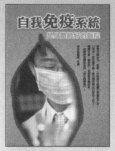

自我免疫系統是身體
最好的醫院
NT：270

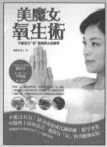

美魔女氧生術
NT：280

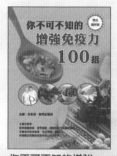

你不可不知的增強
免疫力100招
NT：280

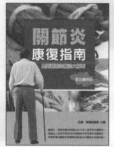

節炎康復指南
NT：270

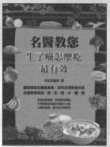

名醫教您：
生了癌怎麼吃最有效
NT：260

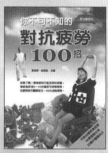

你不可不知的對抗疲勞
100招
NT：280

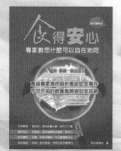

食得安心：專家教您什
麼可以自在地吃
NT：260

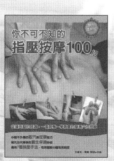

你不可不知的指壓
按摩100招
NT：280

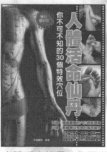

人體活命仙丹：你不可
不知的30個特效穴位
NT：280

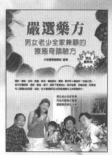

嚴選藥方：男女老少全
家兼顧的療癒奇蹟驗方
NT：280

國家圖書館出版品預行編目資料

養脾護胃嚴選治療：中醫圖解，快速養護氣血之
源 / 易磊, 滿江, 王麗編. -- 初版. -- 新北市：
華志文化, 2014.11
面； 公分. --（健康養生小百科；29）

ISBN 978-986-5936-97-6（平裝）

1. 中醫　2. 脾胃系病證　3. 健康法

413.343　　　　　　　　　　　　　103019271

日

系列／健康養生小百科 029

書名／養脾護胃嚴選治療：中醫圖解，快速養護氣血之源

作　　者　易磊、滿江、王麗醫師

執行編輯　林雅婷

美術編輯　簡郁庭

封面設計　黃雲華

文字校對　陳麗鳳

企劃執行　康敏才

總　編　輯　黃志中

社　　長　楊凱翔

出　版　者　華志文化事業有限公司

排版印刷　辰皓國際出版製作有限公司

電子信箱　huachihbook@yahoo.com.tw

地　　址　116台北市興隆路四段九十六巷三弄六號四樓

電　　話　02-22341779

電子信箱　s1686688@ms31.hinet.net

郵政劃撥　戶名：旭昇圖書有限公司（帳號：12935041）

傳　　真　02-22451479

電　　話　02-22451480

地　　址　235新北市中和區中山路二段三五二號二樓

總經銷商　旭昇圖書有限公司

出版日期　西元二○一四年十一月初版第一刷

售　　價　二八○元

版權所有　禁止翻印

本書由河北科學技術出版社獨家授權台灣華志出版

Printed in Taiwan

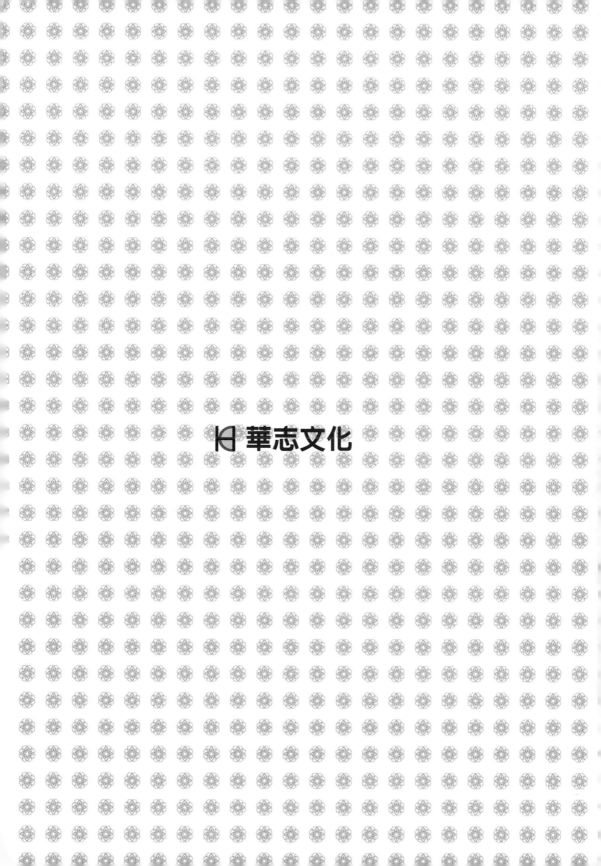

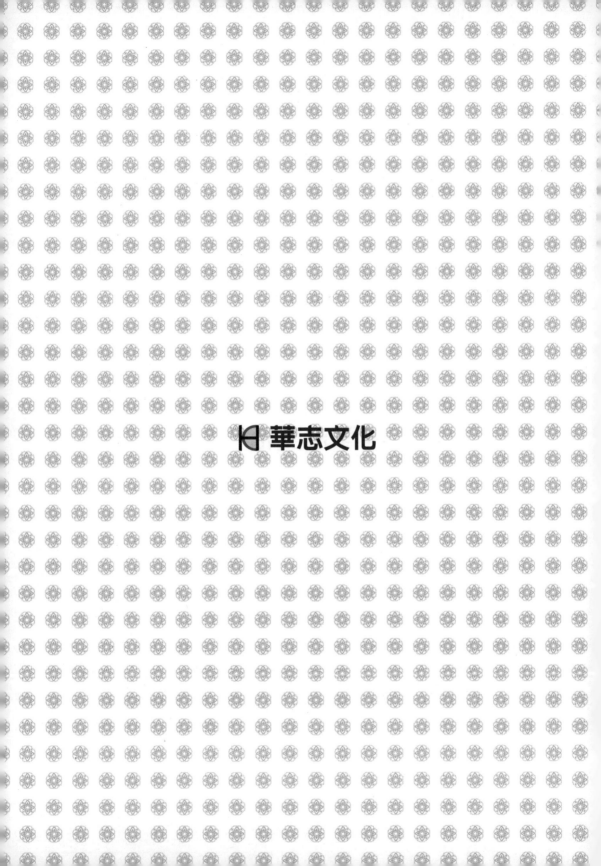

華志文化